JN255104

あめいろぐ
ホスピタリスト

"Ameilog" book on hospitalist

反田篤志 監修

石山貴章・野木真将 著

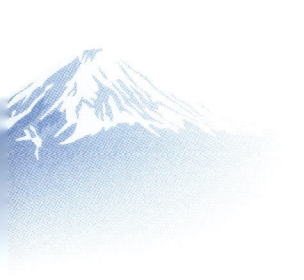
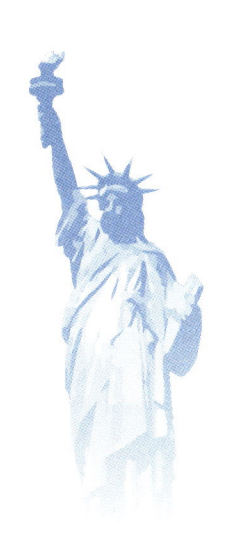

丸善出版

監修者のことば

　「あめいろぐ」シリーズ第二弾となる本書のテーマは，ホスピタリスト（病院内総合医）です．日本における病院や専門医の発展の歴史的経緯を考えても，日本の医療の大きな"弱点"の1つと考えてよいでしょう．

　構造的に，日本ではホスピタリストが発展しづらい仕組みになっています．大学は臓器別・疾病分野別の専門医を育て，各地の総合病院に派遣します．大学で"狭くて深い"教育を受けた総合病院の指導医たちは，（誤解を恐れずいえば）"広くて浅い"分野を網羅的にカバーするホスピタリストのための教育を系統的に実施することはできません．ホスピタリストを育てられるのは，"それ専用の"教育を受けてきた指導医が揃う，ひと握りの有名な（主に市中の）教育病院だけです．

　そんな現状を打破すべく，今回は最強の2人に執筆いただきました．日米でのホスピタリストとしての経験から，酸いも甘いも知り尽くした石山先生には，日本の現状に舌鋒鋭く切り込んでもらいました．ハワイでまさに臨床家・教育家として活躍中の野木先生には，これぞホスピタリストの考え方，というものをみせてもらいました．200ページにここまで内容が詰められたホスピタリストの教科書は，ほかにはありません．優先順位をつけることに長けるホスピタリストのお2人だからこそ（ホスピタリストの仕事では，効率性が非常に重視されます），なし得た業といえるでしょう．

　注意しておきますが，本書はホスピタリストの重要分野を網羅した教科書では**ありません**．ホスピタリストの専門範囲のうち，日本の臨床医が特に"弱い"と考えられる分野の重要事項を集中的に扱った"尖った"教科書です．ですから，本書を読むことで身につけられる知識は，明日から適用可能なものばかりです．まさに，極めてコスパのよい1冊なのです．

ぜひ，最先端を走る 2 人のホスピタリストが繰り出す「本音」の数々をお楽しみください．ちなみに，『あめいろぐ』(http://ameilog.com) の「あめいろぐカンファレンス」コーナーで，本書のことを取り上げる予定です．今後の「あめいろぐ」シリーズの展開も，どうぞお楽しみに．

　2018 年 1 月吉日

シリーズ監修　反田　篤志

執筆者・まえがき

●「イチロー型医師」を目指す君に！

　ホスピタリストは決して特別なスペシャリストではありません．やっていることは，内科医として「極めて当たり前」のことばかりです．でも，「今やそれなしで病院が回らない」までにホスピタリストがアメリカの臨床システムに浸透しているのは，本文解説で述べたとおりです．また最近の日本でも，「ホスピタリストのことをもっと知りたい」という声は引きも切りません．

　それだけホスピタリストが日米ともに求められている，ということこそ，「そういった当たり前の内科医がいかに重要か」の証左ではないでしょうか．私は現在，『イチロー型医師になろう！』というタイトルの連載をもっています．イチローがなぜ凄いのか．それは，「投げる・打つ・走る」といういわば野球の基本すべてを，高いレベルでこなせるからだと思います．病歴聴取，身体診察，そして臨床推論という「内科医の基本すべて」をきっちりとこなせる医師こそが，ホスピタリストの目指す姿だと，私は考えます（イチローレベルを目指すということであって，私自身がそのレベルであるという意味では，決してありません．念のため）．

　本書の中で，私自身が米国で学んできた「ホスピタリストのエッセンス」をできる限り抽出しました．出典にはこだわらず，現場で行われる「アテンディング医師の口述教育」のつもりで書いたのが，本書です．「イチロー型医師」を目指す若いドクターの一助になることを，願ってやみません．

2018 年 1 月吉日

共　著　石山 貴章

著者紹介

●監修者

反田 篤志

- 2007 年　東京大学医学部卒業
- 2009 年　沖縄県立中部病院にて初期研修修了
- 2009 年　ベス・イスラエル・メディカルセンター内科研修修了
- 2015 年　メイヨークリニック予防医学フェロー・病院医学フェローシップ修了

米国内科専門医，米国予防医学専門医，公衆衛生学修士．在米日本人医療従事者による情報発信サイト！『あめいろぐ』(http://ameilog.com/) を共同設立．

●執筆者

石山 貴章

- 1997 年　新潟大学医学部卒業
- 1997 年　新潟大学外科学教室入局
- 2002 年　ワシントン大学セントルイス校リサーチフェロー
- 2005 年　St.Mary's health center 内科レジデント
- 2008 年　　同　Department of Hospital Medicine ホスピタリスト
- 2015 年〜 新潟大学地域医療教育センター/魚沼基幹病院総合診療科教授

ECFMG certificate，米国内科専門医．『僕は病院のコンダクター 日本人ホスピタリスト奮闘記』(著書)，『医師として知らなければ恥ずかしい 50 の臨床研究 内科編』(共訳) の著述がある．

野木 真将

- 2006 年　京都府立医科大学医学部卒業
- 2011 年　宇治徳洲会病院救急総合診療科初期および後期研修修了
- 2014 年　ハワイ大学内科レジデント修了
- 2015 年　ハワイ大学内科チーフレジデントおよび医学教育フェローシップ修了
- 2015 年〜 ハワイ州クイーンズメディカルセンターホスピタリスト (現職)

ECFMG certificate，米国内科専門医，FAIMER-Keele Master's in Health Professions Education (MHPE) 履修中．

目　次

1. なぜ，今ホスピタリストなのか?

Hospitalist–Zero to 50, 000.　One must sow before can reap[1].

ホスピタリスト−ゼロから 50,000 人へ．　蒔かぬ種は生えぬ．

本音トーク 1　ホスピタリストは「時代の要請」と心得よ

●ホスピタリストの必要性

　アメリカでは今，雨後の筍のごとく，ホスピタリストが増殖しています（ゼロから 50,000 人へ）[2]．日本でも今後，ホスピタリストが必要になり，そして増えてくることでしょう．そう考える理由？　理由はいくつかありますが，一番端的な理由，それは

アメリカで増えている

　からです．身も蓋もないって．まあ，そうですね…．でも，日本のあらゆる分野の流れをみてみると，それがもっともわかりやすい理由と思いませんか．

　もう少し真面目にみてみましょう．よくいわれることですが，改めて．今後日本は，世界でも比類なき超高齢社会に突入します．あるいは，もう突入し始めているかもしれません．そんな中，現在の日本における「専門医主流の医療」が成り立つでしょうか？　いろんな臓器にいろんな問題をもつ高齢者をみるためには，現在のシステムではどうしても，多数の専門科が寄り集まってみるしかない．いわゆる「兼科」です．単純に，3 分野にわたって問題がある患者であれば，その患者を管理するためには，3 人の専門医が必要となる．これでは，医師の数が足りないのも頷けます．想像してみてください．こんな患者が，今後日本中で爆発的に増えるわけですよ．

さらにいえば，医師不足の問題．本当に医師は不足しているのでしょうか？ あるいは，本当に偏在しているのでしょうか？ アメリカで臨床を 10 年経験したのち帰国して，心から感じること．それは

日本における「専門医数」の極端な多さ

です．頻度の低い専門的な疾患をみる医師の数は，そんなに必要ないのではないですか？ 滅多にない専門的な疾患しかみられない医師が多いより，どの分野においても「頻度の高い疾患」を満遍なくみることのできる医師が多いほうが，効率がいいでしょう．そして，そういった疾患を「可能な限りエビデンスに基づいて」管理するトレーニングが必要です．つまり，地域における偏在というより，極端に専門にトンがった医師数の偏在が，その問題だと思えます．

例えばですが，「痙攣は専門外だからほかに送ってください」という医師が内科当直であれば，この患者をみるためには，神経内科医がその病院に常駐する必要があります．その疾患に該当する専門医が病院にいなければ，「医師数が足りない」ということになってしまうわけです．そもそも「痙攣」はいつから内科専門外になってしまったのでしょう．これは私が敬愛する，徳田安春先生のお言葉です．あるいは，「専門は糖尿病なので，血圧の薬は処方できません」などという外来担当医も，同様です．

加えて政府は，今後いわゆる大学病院クラスの高度急性期病院を減らし，地域に密着した一般急性期あるいは亜急性期病床を増やしていく方針を，2014 年の診療報酬改定で打ち出しました．これは，専門医が少ないエリアへの患者の集約を意味します．

● **ホスピタリストが必要な理由**
・アメリカで増えていますよね．自然な流れとして「日本」も…？
・「頻度の高い」疾患を満遍なくみれる医師が多いほうが「効率的」でしょ…？
・専門外の疾患をみる「専門医」がいなければ，「医師不足」って，おかしくない？
・今後高度急性期病院は減り，一般急性期病床が増える，という意味は…？

どこからどうみても，

今後は満遍なく内科全般を診れる
医師の必要性が爆発的に高まる

　そういうシナリオしか描けないわけです．特に病棟での管理で，それが顕著になってくるでしょう．日本政府の打ち出した方針をみても，「専門の先生」が多数集まる大病院や大学病院で，すべての患者が管理できるわけではありません．その地域の中の限られた病床数で，今後増加する高齢患者の入院管理をするには，「すべての内科疾患を満遍なく管理できる病院内総合医」，すなわち「**ホスピタリスト**」の数の増加が急務であり，これはいわば「時代の要請」です．

● ホスピタリストの成り立ち

　アメリカでは従来，プライマリ・ケア医が患者の「かかりつけ医」として自分の患者の健康管理を請け負っていました．アメリカのプライマリ・ケア医は自分のオフィス（外来のようなものです）で患者をみて，管理し，もし入院が必要と思われる場合には契約を結んでいる病院に入院させ（これを **hospital privilege** といいます），自分でその病院に赴き，入院管理まで行っていたわけです．日本ではオープンシステムとして知られる方法であり，attending physician（訪問する医師．上級医を意味する）の語源となっています．

　ところが近年，保険形態の変化により，自分の外来，オフィス診療に集中したい，というプライマリ・ケア医が増えてきました．そしてそれにともない発達してきたのが，

入院患者を一手に引き受け管理する，病院内総合医

　つまり，ホスピタリストなわけです．要するに，「オフィス管理」と「病棟内管理」とが，これで完全に分業されたことになります．外来慢性期管理，これが現在分業されたプライマリ・ケア医の主な仕事です．それに対して，その成り立ちからもわかるように，病棟急性期管理がホスピタリストの仕事です．

　では，今後を担う若い医師の人たちにとって，ホスピタリストの魅力って，何でしょう？ これは，人それぞれ．私の友人の米国ホスピタリストたちも，それぞれに感じている魅力があると思います．ここではバッサリと，「私が魅力に感じている点」に絞ってそれを強調したいと思います．

● 多職種を巻き込み「方向づけ」する楽しさ

　以前より私は，ホスピタリストを「病棟診療のコンダクター」と定義しています．ナース，医学生や研修医，理学療法士や作業療法士，薬剤師，そしてソー

 ❶ Dr.Ishiyama が考えるホスピタリストの魅力

　ちなみに，アメリカでこの「ホスピタリスト」という言葉を初めて公的に用いたのが，University of California San Francisco (UCSF) の Dr. Wachter です．彼がこの概念を初めて発表したとき，従来のプライマリ・ケア領域の医師たちから大きな不平とブーイングを買ったというのは，有名な逸話です．

　プライマリ・ケア医が主に行う，慢性期の血圧管理，血糖管理，薬の処方や予防医学．私にとっては，こういった慢性期管理より，急性・亜急性の患者管理のほうが楽しいのです．別に前者が急性期管理に劣っているといいたいわけではありません．単に個人の好き・嫌い，あるいは向き・不向きかと思います．ただ日々変化していく急性期患者の病態を，与えられたリソースを用いて診察診断し，そして治療する．必要に応じてコンサルトして各専門医

の助けを求めつつ，すべての内科疾患を管理する「**病棟内かかりつけ医**」の仕事．「**すべての内科急性期疾患**」に絡めるこのホスピタリストは，私にとってはじつに楽しい仕事です．

　なお，先ほど述べたホスピタリストの成り立ちからわかるように，本場アメリカのホスピタリストのメイン業務は，「**かかりつけ医から急性期管理が必要な患者を預かり，その状態を改善し，そしてかかりつけ医のもとに返す**」ことです．そのため入退院時，あるいは入院管理中においても必要に応じて，かかりつけ医に頻回に電話をして，患者情報の共有を図ります．大きくいえば，「地域医療のハブ」としての役割を担うわけです．この話は後ほど，「日本にホスピタリストは，必要…？」の問いかけ（本音トーク３）で，またしたいと思います．

シャルワーカー，さらに専門コンサルト医も含めた病棟チームの中心として，チームの方向性を決め，タクトを振る．そしてそのためには，これらチームメンバーや，地域のプライマリ・ケア医との密なコミュニケーションが欠かせません．ただこういった仕事には，

「好き・嫌い」がある

かと思います．中には，どうしてもこういった仕事が「雑用」にしか思えない人もいるでしょう．これは「向き・不向き」の問題なので，仕方がありません．そういった人は，専門医の道を選ぶほうがいいかと，個人的には思います．私自身は，こういった仕事が苦にならない，いやむしろ好きなほうです．こういった多職種メンバーを巻き込んで積極的にコミュニケーションをとり，患者の方向性を決めていく仕事は，私にとっては大きな魅力です（コラム 1）．

● 臨床推論の楽しさ

次の魅力は，「**臨床推論（clinical reasoning）の楽しさ**」です．むろんこれは，外来慢性期管理が主となるプライマリ・ケア医にとっても，あるいは各専門医にとっても同じかもしれません．ただ，対象が「急性，亜急性期のすべての内科疾患」となるホスピタリストにとっては，範囲が広いだけに格別の楽しみがあるというのが，私の実感です．

きっちりとした病歴聴取から鑑別を挙げ，身体診察でそれを確認し，必要に応じて検査を出す．その結果をもって，さらに鑑別診断をブラッシュアップする．この作業を全内科領域にわたって行うのが，ホスピタリストの日々の日常業務の醍醐味です．文章にしてしまえば当たり前のことですが，この「当たり前のことを，きっちりと丁寧に」行うことこそが，われわれホスピタリストのもっとも重要な仕事でしょう．

日本の大病院，特に大学病院のような最初から各専門科の規模が大きく，縦割り臓器別に分断され機能しているところでは，この「臨床推論」を本当に楽しむことは難しいと感じます．対象が，その分野に関連したものに限られてしまいますし，ここは「ズバッ」といってしまうと，

「画像診断に頼る」傾向がはなはだ強い

深く考えずオーダーした CT で何かみつかっても，これは医師が診断したので

はなく，あくまでも「CTがみつけてくれた」のです.

●臨床教育の楽しさ

「日本の臨床教育は弱いなぁ」….

これは，帰国後の，まごうことなき実感です．段階的にステップを踏んで，基礎医学から臨床医学へと学んでいき，試験を通り，病棟実習に上がって来る際には，基本的な知識は身につけてくるアメリカの医学生と比較すると，病棟実習にくる日本の医学生の基礎的な知識量は「やはり低い」といわざるを得ないです．少しでも，米国式臨床教育を日本に導入したい．これは私の夢であり，ホスピタリストシステムの導入が，その一助になるのではないかと密かに考えています．ここではまず，アメリカの臨床教育のスタイルからみてみましょう．

ホスピタリストシステムが浸透する以前，アメリカの医学教育は，おもにプライマリ・ケア医と専門医の医師にゆだねられていました．大学病院では，月ぎめで各サブスペシャリティ医（あるいは専門医）がローテートして，レジデントチームと回診しその教育を担い，病棟ローテにあたったレジデントたちは，専門医から，あるいはプライマリ・ケア医から病棟管理を学んでいたのです．

現在アメリカでは，ホスピタリストがレジデント教育に関して非常に大きな役割を果たしています．多くの教育施設で，ホスピタリストは **clinical educator** としての役割を期待されます．すべての内科疾患を満遍なく引き受け管理するホスピタリストのもと，レジデントたちはバランスのとれた総合内科の病棟マネジメントを習熟していくことになるわけです．専門性が必要なケースには必ず専門医がコンサルトされるため，ディープな内容はコンサルト医からも学んでいくことができます．

すでに，教育のクオリティー面で，レジデントや医学生がこのシステムをより支持しているというデータが示されています[3)4)]．実際のデータと図を示します（図1参照）．青がホスピタリストによる教育を受けたグループ，灰色が従来のシステムによるグループ．満足度に，明らかに差を認めます．

先ほど，「画像に頼る」傾向に関して話をしました．つまるところこれは，総

合内科（General Internal Medicine）としての教育の弱さが，その根幹にあると感じます．

　きっちりとした病歴聴取や身体診察から数多くの鑑別を挙げられなければ，どうしても，画像診断に頼らざるを得ないでしょう．まして日本のように，CT，MRIといった最新機器へのアクセスが簡単ならばなおさらです．

　CTなどの画像に「診断していただく」のではなく，あくまでも病歴聴取と身体診察から鑑別診断を挙げ，必要な検査をオーダーすることでステップを踏んで確定診断へと至る．この手順が踏める医師を育てるための臨床教育が必要で，ホスピタリストはそのために，日本でも大きな力を発揮しうると思います．

　別の見方をすると，アメリカでは入院患者を基本的にホスピタリストだけで管理できる点が，研修医が研修に集中できる環境としてアドバンテージがあるといえます．一方，日本の中小地方病院では，研修医は「貴重な労働力」として期待され，（監視の少ない中で）忙殺される傾向にあります．

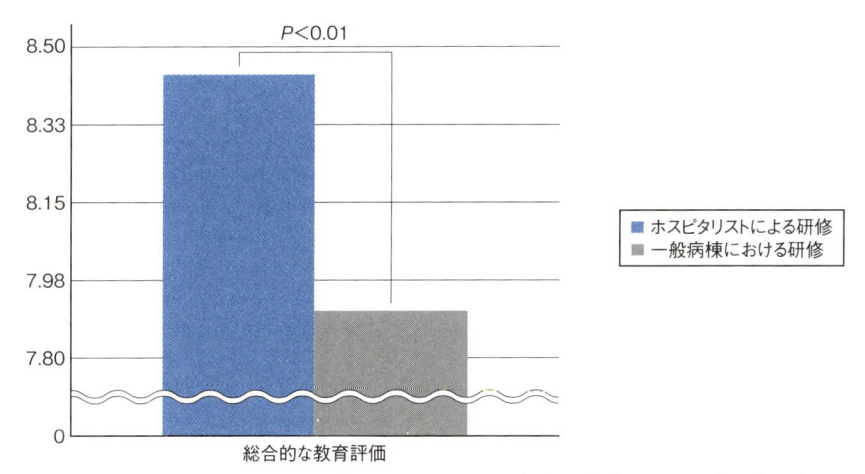

図1　アメリカの大学におけるホスピタリストによるレジデント教育における満足度調査
文献3）より

● ホスピタリストの働き方

アメリカにおいてはじつは，この「ホスピタリストの働き方」はそのまま，「ホスピタリストの魅力」に直結します．どういうことでしょうか？　順を追って，みていきましょう．

まず一般論として，アメリカの医師は長時間労働を好みません．必要なことを必要なだけ効率よく行ったら，皆クモの子を散らすように病院からいなくなります．「オン／オフ」が，非常にはっきりしています．これは渡米後，初めて私がアメリカ臨床に触れたときに印象的だったことの1つです．これに比べると，やはり日本の臨床医の生産性は低いといわざるを得ない（研修医などが，夜9時過ぎにうれしそうに医局に残っている姿には，違和感を禁じ得ません）．中でも

ホスピタリストは，基本外来がありません

つまり，自分の入院患者を効率よく管理したら，それで業務終了．帰宅が可能になるわけです．定時まで患者のスケジュール，あるいは飛び込みが入ってくる外来勤務とは，ここが大きく異なります．

また，これはホスピタリストに限った話ではありませんが，

勤務は，基本シフトワークです

つまり，夜間帯はグループ内のオンコール医がカバーします（もちろんこれは当番制です）ので，オンコールでなければ，通常呼び出されることはありません．しかもここ近年は，**Nocturnist** と呼ばれる夜間専門のホスピタリストがホットトピックです（コラム 2）．これは夜間専門に働くホスピタリストで，昼夜逆転の勤務体系です．この雇用によりグループ内での夜間オンコール自体が必要なくなってしまいました（私がいたグループでも，数年前にこの Nocturnist を採用しました．オンコールがなくなったときの喜びは，ひとしおでした）．

さらに現在，ホスピタリストの勤務体系として好まれる一般的なスタイルは，

「7days on/7days off」

というものです．これはその名前の通り，「一週間がっちり働いたらその次の一週間はお休み」という勤務形態です．「オン/オフ」が週単位でもはっきりと分かれるため，若いドクターに好まれるようで，これも現在ホスピタリスト人口の増加に拍車をかけているといわれています．

● **その働き方が，すなわち「魅力」です**

・基本，外来がないって，本当…？
・基本，勤務はシフトワークって，まさか….
・夜間専門の Nocturnist って，知ってる…？
・「7days on/7days off」が魅力の 1 つ…？

ここまでみてきたように，ことアメリカにおいてはホスピタリストの勤務形態はそのまま，しっかりとした「オン/オフ」，ワークライフバランスの確立を促し，これがそのままこの仕事への魅力へと直結します．このように「オン/オフ」がしっかりしているからこそ，日々新たなエビデンスを学び最新の知見を自分の診療に取り込んでいく「勉強の時間」が取れるわけです．

翻って，日本ではどうでしょう．まだまだ人数も少なくシフトワークなど，望むべくもないのかもしれません．私が所属していたホスピタリストグループは，トータルで 13 人のホスピタリストを抱えていました（皆独り立ちした医師であり，レジデントはその数に入っていません）．ただ，もちろんマンパワーの問題もあるでしょうが，それよりも文化的な面，メンタルブロックの部分が，じつは大きいのではないか．そう感じることもあります．仕事の生産性を上げ，やることを終えたらあとは自由（無論，責任はともないますが）．ホスピタリストとしての，そういう働き方を日本の臨床において提案していくのも，私の任務ではないかと，勝手に思っている次第です．

❷ Dr. Nogi が経験したホスピタリストの恩恵

ホスピタリストの形態もさまざまです. **Nocturnist** もその１つです. 私が勤務する Queen's Medical Center では, 基本的に Nocturnist の勤務時間帯は (7pm～7am) が採用されています. ほかにも, 新規入院を担当する **Swing shift** (10am～8pm, 12pm～10pm, 1pm～11pm) という形態もあります. この Swing shift の存在のおかげで, 日勤組が病棟に専念できる助けになりましたし, 夜勤組が, 入院量が多い準夜帯 7pm～9pm (ER 医の勤務シフト切替時) を乗り切る助けにもなっています.

人数は, Nocturnist 3 名に加えて,

ER からの入院を引き受ける Swing Shift が 3 名います. Swing shift の人たちで ER からの入院をすべてカバーできるわけではありませんが, これにより, 12 名の日勤ホスピタリストたちは病棟管理に集中できるのです.

また, 他科専門医の病棟管理を補助するために, 当院では整形外科手術目的で入院してきた患者を専門に管理する **Orthopedic Co-Management (OCM) 制度**が採用されています. これも全米で増える傾向にあります. 整形外科や外科が主科となって入院管理するのも減ってくるのではないでしょうか.

❸ 「2025 年問題」と「high-value care」を直視せよ

「日本にホスピタリストは, 必要ですか…？」

ここまで読んでくださった方には, すでに答えはみえているかと思います.

答えは, 圧倒的に「イエス」です. 読者の皆さんも, 「2025 年問題」という言葉は聞き覚えがあるかと思います. 現在 70 代にある, いわゆる「団塊の世代」が軒並み 75 歳以上を迎える 2025 年. 高齢者, 超高齢者数は今よりもさらに増加し, 日本は圧倒的な超高齢社会へと突入します. 手元にある資料では, 65 歳以上の高齢者数は, 3,500 万人 (高齢化率 30.3％, 75 歳以上は 2,200 万人) となるとの試算が出されています (図 2)[5]. 増える高齢者に対して, それを受け入れる医療側のリソースの不足は, もはや火をみるより明らかです. これが「2025 年問題」です. 限りある医療リソースを効率的に, 効果的に配分していかなければ立ちゆかない時代が, すぐそこに迫っているのです.

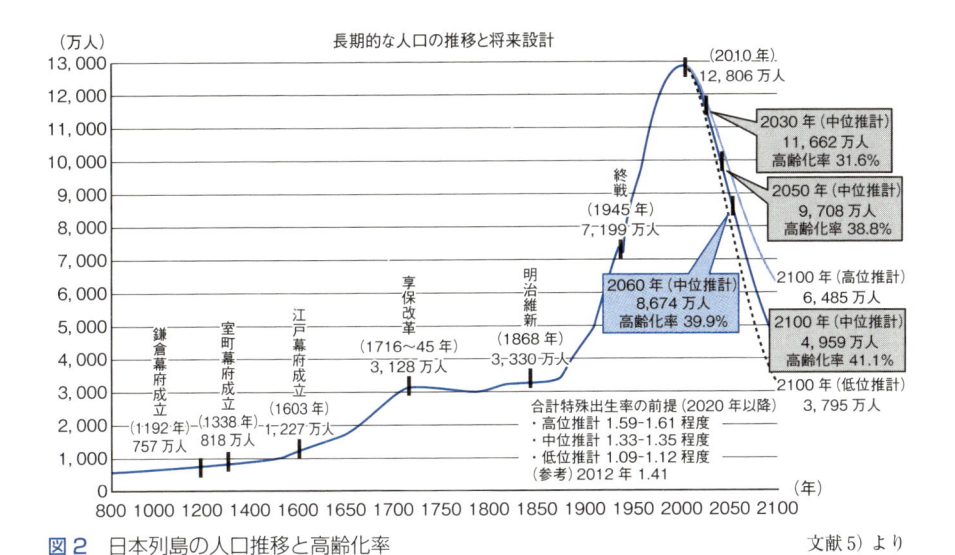

図2 日本列島の人口推移と高齢化率　　　　　　　　　　文献5) より

　そして，このリソースには当然，われわれ「医師」そのものも含まれます．1人ひとりの高齢者には，さまざまな問題が臓器別を超えて横断的に生じてきます．そしてそういった患者数自体が今後，圧倒的に増えてきます．これを，これまでのような「専門医」の育成のみで対応することは，おそらく不可能でしょう．医学部数を増やしたり，あるいは医師の数だけを増やしても，専門医偏重を是正しない限り，この問題に対応することはできないのではないかと感じます．手前味噌かもしれませんが，ホスピタリストの育成がこの問題にあたる対応策の1つになると，私は固く信じています．これは，アメリカ医療を10年経験してきての実感です．

● クローズアップされる「患者満足度」「医療の質」の問題

　日本がアメリカの流れを追従していると，本章の最初で述べました．そのアメリカでは現在，「患者満足度」や「医療の質」の獲得が病院経営にとって，大きな比重を占めるようになってきました．適切な「患者満足度」「医療の質」を獲得できない病院は，公的保険からの「償還額の減額」が課せられることになったのです．どういうことかといえば，

サービスの質で病院の収入に差が出てくる

ということです．

お金がそのインセンティブになったときの，アメリカ社会の動きは速いです．患者満足度の向上を求める病院は，ますますホスピタリストの存在を重宝します．効率よく患者の**high-value care（高品質管理）**を実行しようとする病院側の思惑に，ホスピタリストの存在はうってつけでした．患者の急激な病態変化にすばやく対応し，病院内リソースを有効に利用することに高い価値が置かれるわけですが，このような high-value care は，ふだん病院内に常駐していない従来のプライマリ・ケア医には，とても成し遂げられるものではなかったからです．かくして，これもまたホスピタリストシステムの拡大（ムーブメント）に，一役買ったわけです．

　少し統計的な話をいいますと，1990〜2010 年の 20 年間，全米で年間入院患者数は 46％増加したにもかかわらず，平均入院期間は 30％減少したようです[6]．これは明らかに診療の密度と質が増加した結果で，ホスピタリストの増加とマッチしますね．大変なのは若いレジデントたちです．労働時間の制約の中で，この高品質を保たなければならなくなったので．この「work compression」も，入院治療を外来かかりつけ医では提供できなくなった原因の 1 つだと思います．

　そして，日本です．この「患者満足度」「医療の質」の問題は，数年遅れて必ず海を渡って，日本に上陸するでしょう．そしてアメリカでホスピタリストムーブメントにひと役買ったように，日本でも大きな「うねり」を生み出すことと思います．アメリカに追従する形で，やはりホスピタリストが大きく必要とされる時代が，すぐそこまで迫っているのです．

本音トーク④ ホスピタリストのイメージは「エベレスト登山」の裾野の部分と心得よ

　最後に，私のイメージする「ホスピタリストのイメージ」，これを示して本章を終了したいと思います．病院内内科管理を，診断から専門的な治療までの工程としての「エベレスト登山」にたとえてみます．現在日本に多数いらっしゃる内科のドクターたちは，その多くが何らかの内科分野の専門医かと思われます．特に，大学で診療や研究をされている専門医の方々は，それぞれの分野の最先端医

療に特化されています．つまり，エベレスト登山でいうなら山の先端，頂を目指す「アタッカー」だといえます．

　一方で，われわれホスピタリストのカバー領域は山の裾野．登頂の手前のベースキャンプの部分です．ここをきっちりと押えて，専門分野の登頂へとつなぐ，いわばグループ登山の司令塔役です．

　この裾野の部分は，いわゆる一般内科，総合内科領域であり，この分野では，とにかく病歴聴取，身体診察，鑑別診断といった「基本の徹底」が重要になってきます．この中にはさらに，かかりつけ医やコンサルト医，あるいはコメディカルとの「密なコミュニケーション」も含まれます．基本的な部分を徹底して「きっちりと丁寧に」行い，必要に応じて専門分野のアタッカーにつないでいく．そういった役割を病院内，そして地域医療の中で担っていく．これが私の描く，ホスピタリストのイメージです．

　アタッカーばかりの登山チームでは，登頂達成は難しい．幅広く裾野をカバーする，内科管理の司令塔が，どうしても必要です．今後遅からず到来する「2025年問題」という大きな「頂」を登り切るためにも，ホスピタリストを育成していくことが，今まさに求められているのです．

［石山貴章］

あめいろぐ Conference

1. 「頻度の高い疾患」を満遍なくみられる医師が多いほうが「効率」はいい
2. 入院患者を一手に引き受け管理する「病棟内かかりつけ医」の醍醐味を知る
3. ホスピタリストは「病棟診療のコンダクター」，でも好き嫌いがあって当然
4. 「7days on/7days off」を無理とするのは，文化的な面（メンタルブロック）かも…
5. 「2025年問題」を乗り切るには，ホスピタリストの養成が必須

あめいろぐ 関連ブログ記事はこちら

1. 「医師の働き方，日本は「クレイジー」？―米国で医療従事者になってみた (3)」
   (http://ameilog.com/atsushisorita/2012/06/21/234733)

2. 「病院勤務医の労働　1週働き1週休み―内側から見た米国医療27」
   (http://ameilog.com/atsushisorita/2016/07/16/203318)

3. 「モーニングレポートどうしてますか？」
   (http://ameilog.com/masayukinogi/2015/01/28/083045)

● 文献

1) 山田雅茂 (著)，亀田尚己 (編集協力)，ライアン・スミザース (英文校閲)．日英ことわざ文化事典．丸善出版，2017.
2) Wachter RM, et al. Zero to 50,000-The 20th Anniversary of The Hospitalist. N Engl J Med. 2016 Sep 15；375 (11)：1009-11.
3) Hauer KE, Wächter RM, et al. Effects of hospitalist attending physicians on trainee satisfaction with teaching and with internal medicine rotations. Arch Intern Med. 2004；164：1866-71.
4) Cung P, Morrison J, Jin L, et al. Resident satisfaction on an academic hospitalist service：time to teach. Am J Med. 2002；112：597-601.
5) 人口動態について (中長期，マクロ的観点からの分析③) 平成26年2月14日．内閣府．
6) Goitein L, Ludmerer KM. Resident workload-let's treat the disease, not just the symptom. JAMA Intern Med. 2013 Apr 22；173 (8)：655-6.

2. 血栓症

The primary cause of most pulmonary embolisms is deep vein thrombosis.[1]

―― ブラック・ジャック

つまるものはおもに血の塊だ.

> 本音トーク **①** 血栓症の理解には，まず止血・凝固系の基本を理解せよ!!

● ざっくりと，止血・凝固系のお話

本書は，アメリカで働く日本人医療従事者が世の中に広く情報を発信することを目的としてつくられたブログ『あめいろぐ』の書籍化です．当然，アメリカの臨床のお話から始めたいのですが，「血栓症」の考え方自体には，日本もアメリカもありません．もちろん，ホスピタリストとスペシャリストでも，その基本的な捉え方に違いがあるはずもありません．

血液は，絶えず休まず，われわれ人間が生きているあいだ止まることなく（基本的には），体の中を循環しています．これは，当たり前．この間血液は，基本問題なくサラサラと流れてくれなければ困るわけです．

一方でわれわれは皆，ケガをします．スポーツだったり，ドジって転んだり，あるいは奥さんに引っかかれたり…．そのケガの種類と原因はさておいて，ときに流血することも当然あるわけで．その場合，血液は先ほどの場合とは逆，すぐに止まってくれなければ困ります．

さて，この2つの相反するベクトルをカバーするため，われわれの生体は非常にうまい仕組みを用いています．これがいわゆる①「**一次止血（血小板作用）**」，②「**二次止血（凝固系作用）**」であり，③「**線溶系**」であるわけです．

1. **一時止血**は，いわば蓋をする作業．少し専門的にいえば，「血小板凝集」という作業で，傷ついた血管壁に蓋をします．ここで関わってくるのが，vWF（von Willebrand's Factor，フォンウィルブランド因子）やら血小板 α 顆粒，血小板 Δ 顆粒，さらにその中にあるセロトニン，PGI2（プロスタサイクリン），あるいは ADP（アデノシン二リン酸）になります．これらが，血管収縮や血小板凝集を引き起こすわけです．

2. **二次止血**は，蓋をしたそのあと．「凝固因子」が活性化され，蓋をした周囲を固めます．血が，がっちりと固まることになります．もう少しだけ専門的なことをいうと，血小板上で活性化された凝固因子が次から次へと活性化され，最終的には水溶性のフィブリノゲンを，不溶性のフィブリンへと変換します．これが，一時止血でできた蓋を強固にします．ここまでに至るのに，まぁ内因子系やら外因子系やらあるわけですが，ここは，割愛しましょう．

3. 一方で，血が固まりすぎる方向に傾きすぎないようバランスを取るのが，「**線溶系**」といったところでしょうか．固まった血を，今度は溶かす作用です．これがないと，いつまでも血が固形化したままとなり，困ったことになりますので．

　すごくざっくりと，止血・凝固系の話をしてきました．これを理解すると，後に出てくる治療の話がわかりやすくなります．

本音トーク 2 Virchow's Triad（ウィルヒョウの三徴）の理解をしっかりと！！

● そもそも血栓症とは？

　では，そもそも血栓症とは何でしょう．これもざっくりといえば，「本来，問題なくサラサラと流れる液体でなければいけない血液が，何らかの原因で個体化

（すなわち血栓化）し，問題を起こしている状態」といっていいと思います．では，なぜにこれが起こるのか？

　ここからは，かつて習ったであろう「血栓をつくりやすくする3要素」を思い出してください．これは，「**Virchow's Triad（ウィルヒョウの三徴）**」という言葉で表されます．皆，医学部時代に一度は聞いたことがあるでしょう（「ない」というそこのあなた（！）は，まず「ドリル」から始めましょうか？　冗談です）．

　具体的には，①血流停滞，②凝固系亢進，③血管内皮細胞障害，の3つです．順にみていきましょう．

---

1. **①血流停滞**．代表例は術後の長期床上安静，あるいは狭い飛行機内での長時間フライトなどがあります．後者は，到着後下肢血栓が肺塞栓を引き起こす，エコノミークラス症候群として知られています．

2. **②凝固系亢進**は先天性，あるいは後天性（薬剤など）に，凝固系が亢進した状態で，これが血栓リスクを高めるのは，想像に難くないと思います．

3. **③血管内皮細胞障害**はどうでしょう．最初に述べた，止血のメカニズムを思い出してください．血管内皮細胞に障害がある場合，vWF によってトラップされた血小板は活性化し，次々と血小板凝集を引き起こすと同時に，凝固因子が活性化されるのでした．まさしく，「血栓」の作成です．

　血栓症を生じる患者には，たいがいこの3つの要素の1つ，あるいはそれ以上が認められます．さらにいえば，多くの血栓症患者には2つ以上のリスク因子が重なって生じてくるといわれています．

　例えば，先天的に②の凝固系亢進のある患者に，術後などで①の血流停滞が生じた場合，あるいは同じく先天的に②の凝固系亢進のある患者が，さらに凝固系に作用する経口のピルを内服した場合，などが具体例として挙げられます．

さて，現代を生きる臨床医として，コラム１の作品をみてみましょう（野暮っちゃぁ，野暮ですが）．取り出した血管標本から原因がはっきりしたのであれば，先ほど挙げた Triad からみた場合の③，すなわち，血管内皮細胞に何らかの障害があったと考えられます．ただ，現代医療を学んだ身としては，やはり②の凝固系亢進の有無は当然調べてほしいところです．

　②の**凝固異常症**の代表的なものには，プロテイン C やプロテイン S 欠損症，ループスアンチコアングラント（lupus anticoagulant；LA），ATⅢ（アンチトロンビンⅢ）欠損症などが挙げられます．こういった凝固系の亢進（hypercoagulable state）によって生じる血栓症はいろいろありますが，ここはざっくりと，２大疾患に絞ってしまいましょう．すなわち，

深部静脈血栓症（DVT）および肺塞栓症（PE）の２つ

です．

コラム ❶ ブラック・ジャックにみる血栓症患者の話

　医療漫画の金字塔であり，医学生は，皆一度は読む必要がある故手塚治虫先生の代表作『ブラック・ジャック』．その作品の中に，「同じところに血栓形成をくり返す患者」の話があります[1]．くり返す血栓を外科的に治療するあたり，現代医療からは少し乖離しますが，まぁ，これはご愛嬌．問題は，その原因です．

　作品の中では，ブラック・ジャックだけは原因を解明したようですが，「モグリの医者が資料なんかつくったって…，役には立ちませんよ」という理由で，その原因は「大学の偉い医師」（と読者）には明かされませんでした．

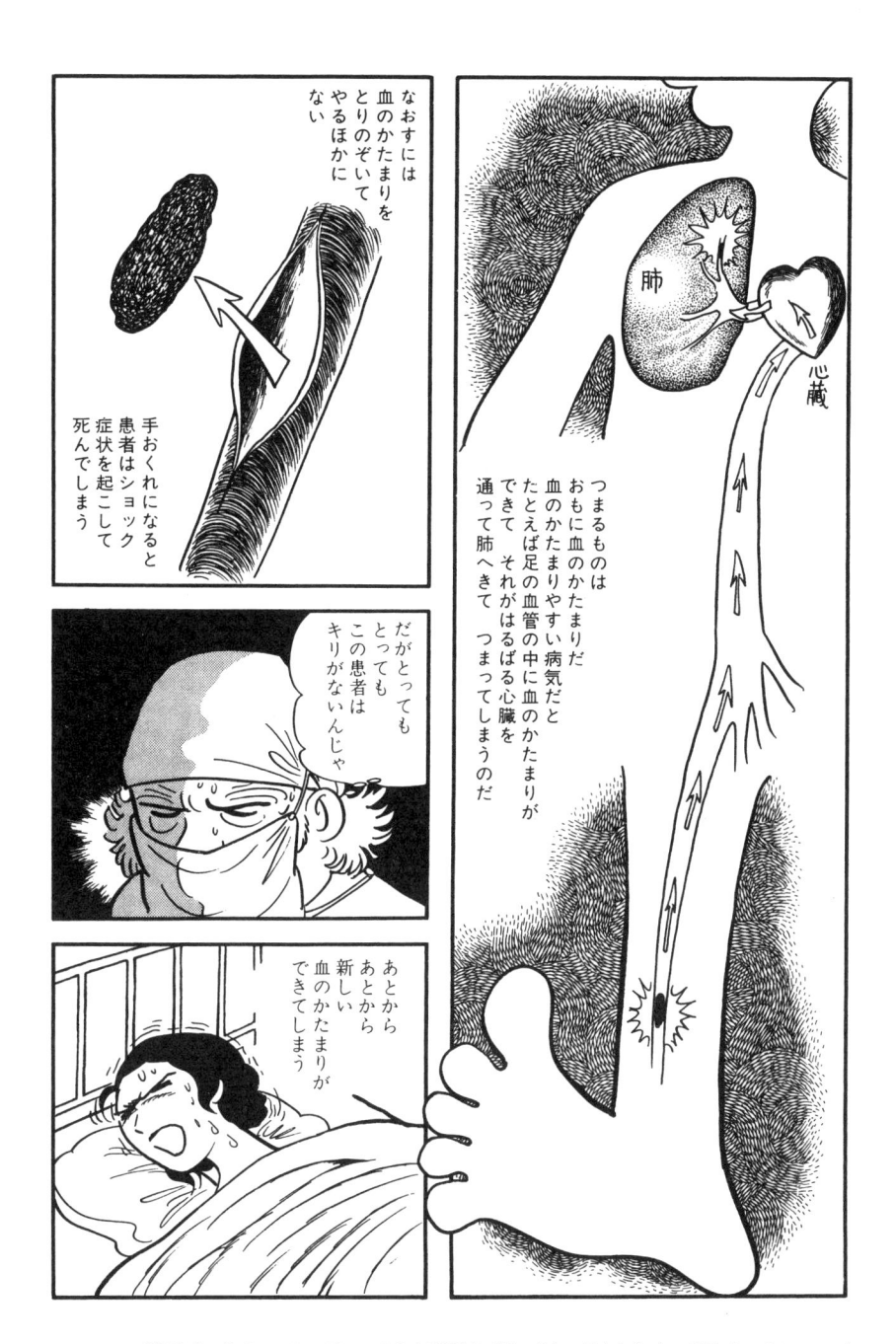

先ほどのブラック・ジャックの患者に戻りましょう．呼吸困難を訴えるコマ描写から考えるにこの患者，PE を発症していたものと考えられます．DVT および PE，この 2 つは同じ疾患（血栓症）の異なる発症形態といえます．そして PE の多くは，DVT にともなって生じてきます．すなわち，右心系の下肢静脈血栓が血流に乗って飛来し，同じ右心系の肺動脈に嵌まり込むことによって生じたのが，PE です．

DVT・PE とも診断には，詳細な病歴聴取，身体診察，血液検査，および画像診断が必要となります．病歴聴取と身体診察から検査前確率（pre-test probability）を考えるわけですが，これらの症状（DVT の症状であれば，下肢の疼痛，腫脹，熱感，あるいは発赤，PE の症状であれば，呼吸困難，胸痛，咳嗽，頻脈など）は，みてもらってわかる通り，非常に非特異的（non-specific）です．症状からだけでは，判断が非常に難しい．そのため，役に立つスコアリングシステムが構築されており，これを **Well's criteria** と呼びます（表 1 参照）．

これが低い場合には，D-dimer を測定します．もしこの時点で D-dimer が「陰性」であれば，基本これ以上の検査は必要なく，DVT は除外できたことになります．逆に，もし Well's DVT score が 1 より高い場合，あるいは D-dimer が「陽性」であった場合は，画像診断の適応となります．この Well's criteria には，PE 用もあります（表 2 参照）．

表 1 DVT（深部静脈血栓症）の Well's criteria

以下で「0 点（低リスク）」「1 または 2 点（中等度リスク）」「3 点以上（高リスク）」	
・治療の終了していないがん	＋1
・麻痺あるいは最近のギプス装着	＋1
・ベッド上安静 4 日以上または手術後 4 週未満	＋1
・深部静脈触診で疼痛	＋1
・下肢全体の腫脹	＋1
・下腿直径の左右差が 3cm より大きい	＋1
・患肢の pitting edema	＋1
・患肢の表面静脈拡張	＋1
・診断が DVT らしくない（DVT 以外の鑑別診断がある）	－2

表2 PE（肺塞栓症）の Well's criteria

以下で「0点（低リスク）」「1または2点（中等度リスク）」「3点以上（高リスク）」 2分法：4点以上なら PE らしい	
・PE が他の鑑別診断と比べてより濃厚	+3
・PE か，DVT の既往	+1.5
・臨床的に DVT の症状（下肢腫脹，深部静脈の圧痛）がある	+3
・心拍 > 100/分	+1.5
・過去4週以内の手術，3日以上のベッド上安静	+1.5
・喀血	+1
・がん（過去6カ月以内の治療歴を含む）	+1

さらに最近よく用いられるツールに，**Revised Geneva score for PE**，あるいは **PERC (Pulmonary Embolism Rule-out Criteria) rule** もあります．最近はこれらもよく用いられるそうです．

ちなみに，アメリカ臨床では無意味な D-dimer 測定は忌み嫌われます．例えば，感染症や悪性腫瘍でも D-dimer は高値を示すことがあり，しかしいったん D-dimer が高値を示すと PE の除外は必須となります．そのため D-dimer は，血栓症を強く疑った場合，あるいはその他必要な理由がある場合以外，取ってはならぬと習うわけです．

さて，では画像診断です．DVT 診断のためのゴールドスタンダードは静脈造影になります．ただほとんどの場合，

現在は下肢静脈エコー（venous doppler）で勝負がつきます

私自身，10 年にわたるアメリカ臨床の間，静脈造影が必要だったことはただの一度もありません．一方，PE の診断ですが，こちらは肺動脈造影がゴールドスタンダードです．が，こちらも

通常は CT angio で勝負がつきます

造影剤が使えない何らかの理由がある場合，V/Q scan が適応となり，両方撮る必要はありません．

PEの診断では，重症度も重要です．ショック，あるいは持続性の低血圧がある場合，「massive」，エコーあるいはCT上で右心機能不全を疑われる場合，「submassive」，もし心エコーや心筋酵素異常を認めない場合「low risk」とカテゴリーされます．これらは，死亡率と相関を認めます．

> ● PE 診断における重症度カテゴリー
> ・ショック，あるいは持続性の低血圧がある場合，「massive」
> ・エコーあるいは CT 上で右心機能不全を疑われる場合，「submassive」
> ・心エコーや心筋酵素異常を認めない場合，「low risk」

● PE・DVT 治療総論

基本は，抗凝固療法です．もちろん重症度にもよりますが，外来管理や早期退院は，安全に施行可能で，コスト効果の高い管理と教科書的にはいわれます．ここは，日本で実地臨床を行なっている先生方からは異論もあるかもしれませんし，私自身も少しドキドキします．が，教科書に書いてあることですので…．臨床所見，あるいは社会的財政的観点から在宅管理が危険であったり，困難な場合は，もちろん入院管理です．

議論の余地はありますが，進行リスク（がん既往，近位静脈に近接，あるいは非誘発性）のない軽度症状しかない遠位 DVT では，抗凝固療法は必要ないとされます．ただし，この場合，ドプラー法による静脈の超音波診断でのフォローアップは必要です．

抗凝固療法は，急性期は未分化ヘパリンや低分子ヘパリンといった非経口抗凝固薬を，まず開始．その後，ワーファリン®経口投与へとなだれ込むのがかつては常套手段でした．その際には，少なくとも 5 日間のワーファリン，ヘパリンのoverlap 投与（ヘパリンブリッジ）が必要です．PT-INR が治療域（2.0〜3.0）になってから，さらに 24 時間の overlap が通常推奨されます．これは，ビタミン K 依存性のプロテイン C やプロテイン S が，ビタミン K 拮抗剤であるワーファリンで阻害されるため，一時的に過凝固状態になるためといわれます．なお，未分化ヘパリンは APTT（活性化部分トロンボプラスチン時間）を治療域に保つための

フォローが必要ですが，低分子ヘパリンは必要ありません．

過去はそれが「常套手段」だったわけですが，現在は別の手段が存在します．これがいわゆる

「NOAC（あるいは DOAC）」

です．New Oral Anti-Coagulant（新規経口抗凝固薬），あるいは Direct Oral Anti-Coagulant（直接経口抗凝固薬）の頭文字をとったものです．現在数種類が内服薬として認可されています．利点は，ワーファリンに必要な PT-INR フォローが必要ない点，すぐに作用するためヘパリンブリッジを必要としない点が挙げられます．逆に欠点は，リバース薬がない点でしょうか．もっとも，半減期は短いためさほどの問題にならないともいわれます．

出血リスクのない患者で PE が疑わしければ，経験的抗凝固療法の適応です．まず加療し，そして診断をつける．CT angio で除外されれば，抗凝固療法は中止します．これは，当たり前．投与期間ですが，初発ほとんどのケースは 3～12 カ月とされます．ただし，高リスク，対象となる患者に対して半永久的な抗凝固療法（死ぬまで抗凝固療法を続ける，という意味です）を考慮しなければならない場合もあります．

コラム ❷ Dr.Ishiyama のこぼれ話

日本であまりはっきりと認識されているとは感じられず，アメリカではっきりと謳われていることを，いくつか述べます．まずは，**血栓溶解療法の適応や血栓除去手術**．これは，ACP（米国内科学会）の MKSAP17 でも「血行動態の不安定性の患者に対して適応になる」とはっきり謳われます．以下，その部分の抜粋です．

> 低血圧をともなう PE に対しては，抗凝固療法に加えた血栓溶解療法全身投与が推奨される．submassive（亜広範な）PE に対してのベストな治療ははっきりしないが，出血リスクが少ない若い患者に対しては，血栓溶解を考慮してもよいかもしれない[2]．

• 予防のお話

アメリカ臨床において，入院中の血栓症予防は，そりゃあもうハンパじゃありません．昨今の医療の質向上（Quality Improvement；QI）の流れの中，入院中に発症した深部静脈血栓症（DVT）に対しては，保険会社は払戻を原則しないためです．どういうことかといえば，

「入院中に起こった合併症は，あなたたち（病院）の責任でしょ．自分で支払ってくださいね」

と，財政面を直撃するわけです．

そのため，ほとんどすべての入院患者が 1 日 3 回のヘパリン皮下注，あるいは，低分子ヘパリンの 1 日 1 回皮下注を受けることとなります．出血リスクがあるような人には弾性ストッキング，もしくは 連続圧迫装置（sequential compression device；SCD）を用います．

一方，日本ではまだそこまで予防に注力することはない印象です．また，その割に DVT の合併症はアメリカでの臨床経験に比べ，少ない気もします．人種間の違いがやはりあるのかもしれませんね．ただし，これは全く私の印象のみの話です．

アメリカではとにかく入院時，気狂いするかのごとく血栓症を予防するとの話をしました．では，そのダウンサイドとしての **HIT (Heparin-induced Thrombocy-topenia，ヘパリン起因性血小板減少症)** の多さに関しても述べる必要があります．

4 HIT では，paradoxical に過凝固が生じる点を 胸に刻んで!!

これは，薬剤性の血小板減少症の代表です．ただ，気をつけなければいけないこととして，

逆説的に血栓症を生じやすくなる

点が挙げられます．ヘパリンを使っているのに，血栓症を生じやすくなるわけです．違和感を感じますね．細かくいうと，Type I と Type II とに分けられます．Type I は軽度で一時的な血小板減少であり，ヘパリンという薬剤そのものの作用といわれます．一方，先に述べた血栓症を生じてくるのは Type II．こちらは抗原抗体反応によるもので，重症化するのはこちらです．具体的にみてみましょう．

先に述べたように，Type II は免疫反応です．Platelet factor 4（PF4；血小板第4因子）とヘパリンとのあいだに PF4/ヘパリン複合体というものができ，これに対する抗体が血小板上の Fc レセプターを介して血小板をアクチベートし，これが血小板減少症，そして場合によっては逆説的に血栓症を引き起こします．

アメリカ臨床における病院内での DVT 予防は，日本の比ではありません．結果的に HIT のリスク，さらに頻度も上がっているものと思われます．HIT のリスク因子には，4日以上のヘパリン治療や手術が挙げられます（表3参照）．また，低分子ヘパリンに比べ，未分化ヘパリンがリスクといわれますが，低分子ヘパリンでも生じるために注意が必要です．実際，HIT 既往のある患者にはヘパリンは原則禁忌ですが，低分子ヘパリンも同様です．

ヘパリン製剤使用後に血小板減少が起きてくれば，HIT は必ず鑑別に挙げる必要があります．この際注意が必要なこととして，仮に数字上で血小板減少症の定義（通常，150k 未満）に満たなくとも，ヘパリン開始後5～10日間で血小板数が50%以上低下していれば，HIT を積極的に疑う必要がある点です．HIT 診断の

ためのスコアリングシステムがあり，これを **4T's スコアリングシステム** と呼びます．表3を参照してください．診断上有用となるのは，血清検査としての抗ヘパリン/PF4 抗体に対する ELISA，あるいはセロトニン放出試験と呼ばれる血小板機能検査です．血清検査は簡便ですが，「偽陽性，偽陰性」ともに多いです．一方，セロトニン放出試験は特異度は高いですが，すべての施設で施行できるものではないようです．

さて，HIT は単に血小板が減ってくるだけのものではありません．血栓症を生じ，場合によっては致死的になる場合もあります．そのため，

疑ったら，まずは投与中のヘパリン製剤の中止

です．そのうえで抗凝固剤としてアルガトロバンを開始し，そこで先に述べた

表3　4T's スコアリングシステムによる HIT の臨床診断

4つのカテゴリーにそれぞれ 0，1，2 の点数をつけて，その総和で判断（最大 8 点）		
	2点	1点	0点
血小板減少	・血小板の 50% 超の減少，そして ・最低値が 20K 以上	・血小板の 30 ～ 50% の低下，あるいは ・最低値が 10 ～ 19k	・30% 未満の血小板減少，あるいは ・最低値 10k 未満
血小板減少のタイミング	・ヘパリン開始後のはっきりとした発症が 5 ～ 10 日のあいだ，あるいは ・過去 30 日以内のヘパリン曝露後で再曝露後 1 日以内の発症	・データ上 5 ～ 10 日のあいだで血小板減少を示唆するも，データ欠落がある，あるいは ・ヘパリン開始後 10 日後の発症，あるいは ・ヘパリン曝露が 30 ～ 100 日前でかつ血小板減少が 1 日以内の発症	・最近のヘパリン曝露はなく，ヘパリン開始後 4 日までの血小板減少
血栓症，あるいは他の続発症（すなわち皮膚病変）	・新しい血栓症 ・皮膚のネクローシス ・未分化ヘパリンの静注ボーラス投与後の急性全身反応	・進行性，あるいは再発性の血栓症 ・非ネクローシス性の皮膚病変（すなわち　紅斑性皮膚病変） ・血栓症疑い病変	なし
血小板減少の他の原因	はっきりとした原因なし	他の血小板減少の原因の可能性	他の血小板減少の原因がはっきりしている
HIT である確率「6 ～ 8 点（高い）」「4 ～ 5 点（中間）」「0 ～ 3 点（低い）」		

血清検査，あるいは血小板機能検査を行い，診断を確定します．

　第一選択としてのワーファリン投与は，推奨されておりません．これは，先に述べたプロテインCやSレベルの減少にともなう静脈血栓の悪化の可能性のためのようです．ただ，①アルガトロバンのような代替療法で十分に安定しており，かつ②血小板数が150k以上になっている，これら2つの条件を満たしていれば，ワーファリン開始可能です．その投与期間に関しては，はっきりとした研究結果はないようです．

　以上，ざっくりと，血栓症の話をみてきたわけですが，いかがだったでしょうか．大筋は掴めたかと思います．ただ，さらに深い内容に踏み込むためには，ぜひ成書を参照してほしいと思います．これは，本書全般にいえることです．

[石山貴章]

あめいろぐ Conference

1. 血小板作用，凝固系作用，線溶系の「止血・凝固系」の理を踏まえる
2. 凝固系の亢進による血栓症では，まず DVT と PE を疑う
3. Well's criteria で除外できない場合，下肢静脈エコーと CT angio で勝負せよ
4. 抗擬固療法は常套手段に加え，NOAC（あるいは DOAC）を駆使する
5. 入院中に生じた合併症は，ホスピタリストの責任．予防も徹底すべし

あめいろぐ 関連ブログ記事はこちら

1. 「無駄な医療避ける『賢く選ぼう』運動 – 内側から見た米国医療19」
　（http://ameilog.com/atsushisorita/2015/06/09/133108）

2. 「臨床現場の視点を学ばせる米国の予防医学プログラム」
　（http://ameilog.com/atsushisorita/2013/12/01/141607）

● 文献

1) 手塚治虫．白い目．ブラック・ジャック文庫版（8巻）．秋田書店，1993，p.137-159.
2) Voorhees PM, AM Bernard. MKSAP® 17 Hematology and Oncology. American College of Physicians, 2015.

3. アルコール関連

Alcohol-related disorders are hospitalist's Bread & Butter.

アルコール関連疾患は，ホスピタリストのブレッド＆バターである．

本音トーク 1 「アルコール関連疾患」はときに重篤化し，不幸な転機を招く

　第3章のテーマ「アルコール」です．舌舐めずりしたそこのあなた，気をつけましょう．私はアメリカ臨床医時代，酒で身をもち崩したアメリカ人を，それこそ佃煮にして酒の肴にできるほどみてきました（ぜひその予備軍にならないよう，ご注意ください）．これがどういうことかといえば，アメリカのホスピタリストにとって，「アルコール関連疾患」は，「ブレッド＆バター（大変よくみかけるものくらいの意味です）」だということです．

　アメリカほどではないにしても，日本でも「お酒で身をもち崩した人」は多いでしょう．そして，こういった人たちが発症する「アルコール関連疾患」を喜んで管理してくれる「内科系専門医」は，そうはいないでしょう．さあ，われわれホスピタリストの出番です．

　まず，最初に押さえるべき点．それは「『アルコール関連疾患』はときに重篤化し，不幸な転機を招くことがある」という点です．ここをしっかりと認識し学んでいかないと，「単に酔っ払いの相手でしょ」で終わってしまうことになりかねません．これは，大きく患者の不利益につながります．

　本章では大きく3つの疾患を扱います．すなわち，

① 「アルコール離脱」
② 「急性アルコール中毒」そして
③ 「ビタミン B_1 欠乏」

　の3つです．アルコールに関連した疾患としてはほかにも，アルコール性の急性膵炎や肝硬変などがありますが，これらは本章では扱いません．

● アルコール離脱，メカニズム

　まずは，メカニズムからみていきましょう．まず押えるべき重要なポイント，それは「アルコールが中枢神経抑制作用薬である」という点です．より具体的には，神経系の抑制作用を強調し，興奮作用を抑制することで作用します．何やらややこしくなってきました．

　そのキーとなる物質の1つが，gamma-aminobutyric acid（GABA）と呼ばれる神経伝達物質です．これは，脳内にある抑制系の神経伝達物質であり，エタノールはこの GABA レセプターと選択的に結合し，この作用を増強します（抑制作用の強調）．ただ，慢性的にエタノールを摂取することで，この **GABA の感受性は低下**し，抑制作用を維持するためにはより多量の抑制物質が必要となってきます．すなわち，「アルコールに耐性ができ，通常では意識低下あるいは昏睡が起きるような濃度でも，患者は意識を保てる」ようになります．この状態で，突然アルコール摂取をやめ血中濃度が低下すると，抑制因子が取り除かれて**興奮作用増加**のほうにバランスが崩れるわけです．これが，アルコール離脱の原因の1つです．

　さて，離脱症状の原因を説明するもう1つのキー物質，それがグルタミン酸（glutamate）です．これは主要な興奮系の神経伝達物質であり，これが NMDAレセプターに結合することでカルシウムの流入を促し，神経興奮を呼び起こします．エタノールには，このグルタミン酸を介した興奮を抑制する作用があります（興奮作用の抑制）．慢性的にエタノールを摂取している人では，このグルタミン酸レセプターの数を増やすことで覚醒状態を保っています．ここで，突然アルコール摂取を中止したり，アルコール濃度が低下すると，ここでもまたバランスが崩れ，**興奮作用は増加**してしまうわけです．

● アルコール離脱，症状その他一般

　まず，最初に大切な点．それは，どのような理由で入院した患者であれ，慢性飲酒をしている患者は入院後，アルコール離脱をきたす可能性がある点です．入院してしまうと通常，お酒は飲めませんので…．すなわち，入院時の病歴聴取（なお，アルコール多飲の患者は，それを隠す傾向にあります．疑った場合は家族などからの情報獲得も重要です）が非常に大切になってきます．なにせ，すべての分野の内科疾患を受け入れ，入院管理するわれわれホスピタリスト．つまるところ，ベースにアルコール多飲をもちつつ，かつ別の理由で入院する患者の受け入れ頻度も，相対的に上がるわけです．この分野の十分な理解が重要な理由の1つが，この点です．

　そこを押さえたうえで，まず問題．

　アルコール離脱は，飲酒をやめてからどれくらいで生じるでしょうか？

　答えは，「その重症度によって異なります」．軽度の離脱症状は通常6時間以内，いまだ患者の血中にアルコールが残存しているうちに始まります．その中身は，不眠，振戦，不安神経症，嘔気，頭痛，冷や汗，そして動悸などです．軽症であれば，24時間から48時間で症状は改善します．

　さて，アルコール離脱の症状として，決して外せないのが

「痙攣（seizure）」です

　アルコール離脱にともなう痙攣は，通常最終アルコール摂取後12時間から48時間で，**強直間代発作（tonic-clonic seizure）**として発症します．再発や回復

遅延は稀で，その場合はほかの原因検索が必要となります．CTや，場合によっては腰椎穿刺が必要でしょう．

　では，重度のアルコール離脱はどうでしょう．ここで読者の皆さんには **delirium tremens (DT)** という言葉を押えていただかなくてはなりません．日本語では「**振戦せん妄**」となるようですが，DT という言葉を覚えてもらったほうがよいかと思います．

　まず，最初に強調します．DT は重篤となるリスクが高い状態で，注意が必要です．通常最後の飲酒から48時間から96時間で発症し，4〜5日でそのピークを迎えます．その中身には，幻覚 (hallucination)，見当識障害 (disorientation)，頻脈 (tachycardia)，高血圧 (hypertension)，高体温 (hyperthermia)，興奮 (agitation)，そして発汗 (diaphoresis) などが挙げられます．患者は過呼吸になっていることが多く，通常呼吸性アルカローシスをともないます．

　また，発汗や下痢・嘔吐，発熱をともなうことから血管内脱水 (hypovolemia) になっていることがほとんどです（なお，日本語ではどちらも「脱水」と訳されてしまいますが，英語では「hypovolemia」と「dehydration」は厳密に区別します．自由水が体から抜けた状態である dehydration に対し，hypovolemia は血管内の有効循環血漿量の不足を意味します）．低カリウム血症や低マグネシウム血症，さらに低リン血症をきたすこともあり，重度の低リン血症は横紋筋融解や呼吸不全の原因にもなり得ます．また，頻回のアルコール離脱は，その症状の増悪傾向を示すようです．

●DT の重篤症状

- 幻覚 (hallucination)
- 見当識障害 (disorientation)
- 頻脈 (tachycardia)
- 高血圧 (hypertension)
- 高体温 (hyperthermia)
- 興奮 (agitation)
- 発汗 (diaphoresis)
- 血管内脱水 (hypovolemia)
- 低カリウム血症 (hypokalemia)
- 低マグネシウム血症 (hypomagnesemia)
- 低リン血症 (hypophosphatemic)

●アルコール離脱，診断

　診断は，臨床診断（病歴聴取から臨床症状や身体所見での診断）であり，診断を下すための特定の検査はありません．ただ，アルコール関連疾患全般にいえることですが，一般的に医師はその症状やスクリーニングに対する適切なトレーニングを受けていないため，どうしても**過少診断**になりがちです．それだけに，ここは総合内科医の腕の見せ所です．いうまでもなく，病歴聴取が診断のためのキーとなります．

　まずは「他疾患の鑑別」が重要です．先ほど挙げた症状を，もう一度見直してください．頻脈，発熱，重度発汗などから思い浮かべる疾患には，当然「感染症」がありますよね．実際，アルコール多飲の患者には嘔吐から生じる誤嚥性肺炎のリスクがともないます．それも含めた，感染症の除外が必須です．はっきりしない場合，腰椎穿刺や頭部 CT などで，脳炎や髄膜炎といった中枢神経系感染症などの除外なども，場合によっては考慮する必要があるかもしれません．

　そのほかにも，頭部外傷，低ナトリウム血症や高カルシウム血症といった代謝性疾患，薬剤多量摂取（ちなみに，アメリカではヘロイン中毒，あるいはその離脱症状は，必ず鑑別に挙がります．場合によっては，どちらも重なっていることも，じつはよくあります），肝不全にともなう脳症などは鑑別に挙がります．

• 血中エタノール濃度 300 台

　思い出すのは，アメリカのレジデンシー時代に ICU で経験したアルコール離脱の患者です．もう，性別や年齢，バックグラウンドといった細かい情報は忘れてしまいましたが，重度の離脱症状で ICU 管理となった方でした．入院後の血液検査で血中エタノール濃度を測定したところ 300 台と大変高値であり（アメリカで働いていた病院では，すぐにこの値が測定できました．現在働いている日本の病院では外注となり，すぐには測定できません），当時の ICU 指導医が「この値で離脱症状が出ているわけだから，普段の血中濃度は推して知るべし」といっていたのが，大変印象的でした．それまで，そういう考え方をしたことがなかったものですから…．

● アルコール離脱，治療

さて，診断がついたら次はいよいよ治療です．

伝統的には，ベンゾジアゼピンの出番です

アメリカでは，ジアゼパム（diazepam），ロラゼパム（lorazepam），クロルジアゼポキシド（chlordiazepoxide）がよく使われます．アルコール多飲にともなう肝障害の患者が多いため，その場合は短時間作動性のベンゾジアゼピンであるロラゼパムが好まれます．ベンゾジアゼピンは肝代謝ですので，肝機能不全のある患者に長時間作動性のベンゾジアゼピンを投与すると，

患者は眠ったままなかなか目を覚まさない

などということになりかねません（私が習った指導医の1人が，自分の研修医時代の経験談として，このことを語ってくれました）．

投与方法として議論になるのが，**Scheduled therapy（定期的な治療）vs Symptoms-triggered therapy（症状に対する加療）**です（コラム1）．Scheduled therapy は，症状に関係なく診断がついた時点で時間ごとにベンゾジアゼピンを投与する方法，一方，Symptoms-triggered therapy は，症状が出現した時点で投与していく方法です．最近は，後者が好まれるようです．

ベンゾジアゼピンの投与方法や投与量は，それぞれの医師の好みが入るかと思います．私自身は前述した symptoms-triggered therapy（症状に対する加療）を行っていましたが，いったん症状が出てきた場合，ロラゼパムの 2〜4 mg の静注投与を必要に応じて与えます．なお，ロラゼパムの英語商標名は Ativan® といいまして，よく使うお薬でした．

一方，クロルジアゼポキシドは商標名を Librium® といいまして，こちらは私がレジデントだったときにはよく使っていました．私が学んだ神経内科の指導医は，この Librium の taperfing 投与をよくやっていました．具体的には，こちらも症状が出てきた時点で開始しますが，いったん開始したのちは Librium 50 mg を 1 日 3 回の scheduled therapy（定期的な治療），2〜3 日ごとに 50 mg を 2 回，1 回と漸減し，その後 25 mg に減らしたのち中止する，というやり方を学びました．

本音トーク 5 症状のアセスメントは CIWA–Ar で!!

症状に対して投与していく場合，その症状のアセスメントが必要となります．その際に推奨されるツールが，**Clinical Institute Withdrawal Assessment for Alcohol Scale, revised（CIWA-Ar，アルコール離脱症状評価尺度）**です．細かいその内容は，表 1 をご参照ください．CIWA-Ar<9 は「軽症」であり，通常薬物療法は必要ありません．10〜15 は「中等度の症状」．薬物療法の適応です．>16 の場合は「重症」であり，入院治療の適応となります．この CIWA-Ar を用いて，15 分おきほどに治療効果を判定します．この使用が非常に簡便で，また信頼性や有効性もよいことが報告されています．日本でも，もっと認知されてほしいと思います．

なお，外来治療に対しては**抗てんかん薬（Anti-Epileptic Drugs；AEDs）**も使用されます．カルバマゼピン（carvamazepine）とロラゼパム，あるいはガバペンチン（gabapentin）とロラゼパムとを比較した研究が出されており，ロラゼパムと比較しアルコールの渇望を起こさない点が大きな利点のようです．もっとも，知識はあってもアメリカのホスピタリストは，外来管理は通常行いませんの

表 1　CIWA-Ar（アルコール離脱症状評価尺度）

	嘔吐	振戦	発汗	不安	興奮	頭痛	見当識障害	聴覚障害	視覚障害	触覚障害
0	なし	なし	なし	なし	なし	なし	なし	なし	なし	なし
1	軽症の嘔気 嘔吐なし	軽症： 視診で確認できないが，指先では感じる	手掌が湿潤	軽症の不安あり	活動性はやや増加	ごく軽症	日付，場所，人を連続して答えることができない	非常に軽症の耳障りな音	非常に軽症な光過敏	非常に軽症のかゆみ，灼熱間，しびれ
2						軽症	2日以内の日付の間違い	軽症の耳障りな音	軽症な光過敏	軽症のかゆみ，灼熱間，しびれ
3						中等度	3日以上の日付の間違い	中等度の耳障りな音	中等度の光過敏	中等度のかゆみ，灼熱間，しびれ
4	むかつきをともなう間欠的嘔気	中等度：上肢を伸展させると確認できる	前額部に滴状の発汗あり	中等度の不安あり．警戒しており，不安ありと推察できる	そわそわしている	やや重症	人×場所×	やや重症の幻聴	やや重症の幻視	やや重症の体感幻覚
5						重症		重症の幻聴	重症の幻視	重症の体感幻覚
6						非常に重症		非常に重症の幻聴	非常に重症の幻視	非常に重症の体感幻覚
7	持続的嘔気頻回の嘔吐	重症：上肢を伸展させなくても確認できる	全身の大量発汗あり	パニック	うろうろしている，絶えず激しく動いている	極めて重症		持続性の幻聴	持続性の幻視	持続性の体感幻覚

10項目で重症度を分類する．治療方針を決めるために有効．スコア（計67点）：0〜9点＝軽症 10〜15点＝中等度の症状 16点以上＝重症

で，私自身もこの目的で使用したことはありませんが….

　発汗，発熱，あるいは嘔吐や下痢のため，アルコール離脱の患者は通常血管内脱水をきたしておりますので，等張輸液はほぼ必須です．また，電解質の補正，ビタミンの補充も大切です．そして，

- **サイアミン（thiamine）**
- **葉酸（folate）**
- **マルチビタミン剤（multivitamin）**

　の3つが三種の神器であり，これを生食のバッグに入れて点滴する場合も多いです（黄色になるため，これを通称「バナナバッグ」と呼びます）．経口摂取ができれば，経口投与でも構いません．

●急性アルコール中毒（alcohol intoxication）

　離脱が生じる前には，その原因物質（アルコール）を長期間慢性的に，しこた
ま飲む必要があります．そこで次のトピックは，アルコール中毒です．症状は，
「ろれつ不良」「不安定歩行」「記憶障害」「意識障害」や「昏睡」などです．これは，
新入生歓迎コンパを思い浮かべてもらえば，1人くらいは皆似たような症状の人
をみたことがあるのではないでしょうか．ただし，重症化してくると「脱水」に
ともなう低血圧，低血糖，さらに低カリウム血症や低マグネシウム血症，低リン
血症といった電解質異常，代謝性アシドーシスなどといった症状が出てきて，場
合によっては致死的になります．あともう1つは，アルコール離脱でも出てきた
「**痙攣**（**seizure**）」です．お酒の飲み過ぎには，くれぐれも気をつけましょう．

　離脱の場合と同様，大切なのは鑑別診断です．他の原因検索，例えば，低酸素
血症，外傷，低血糖，そして肝性脳症などは考えておかねばなりません．

　治療は基本，対症療法です．血糖値は必ずチェックし，もしあれば補正が必要
です．軽度の中毒症状であれば，経過観察で十分です．逆に重度の場合，補液に
よる血管内脱水の改善，電解質補正，気道確保や呼吸の評価も必要となるかもし
れません．また，活性炭や胃洗浄は原則無益です．

●ビタミン B$_1$ 欠乏

　アルコール関連疾患で必ず押さえなければならない病態，それがこれ，ビタミ
ン B$_1$ 欠乏です．近所のお酒飲みのおじさんたちを思い浮かべてください．

つまみに大したものも食べずに，お酒ばっかり飲んでいませんか？

　これが「ビタミン不足の原因です!!」って，じつはそれだけではないですよ．
少し専門的な話をすると，アルコール摂取にともなう消化吸収阻害，タンパク合
成および分泌の低下，消化管でのタンパク異化の増加，そしてタンパク分解およ
び排泄増加などが挙げられます．アルコールによる肝機能障害が，これに拍車を
かけるようです．

まず，**Wernicke's encephalopathy (WE)** および **Korsakoff syndrome (KS)** を押さえる必要があります．また，比較的稀ですが「beriberi」は押さえましょう．そう，「**脚気**」です．古くは江戸時代に流行った疾患で，白米を食べることのできた比較的裕福な層で流行ったそうです．昔は白米がご馳走で，おかずも食べずに白米だけを食べることが多かったため，とのことでした．逆に，白米を食べられない人たちは玄米を食べていたわけですが，玄米はビタミン B_1 を多く含むため，この人たちは脚気にはなりにくかったのだそうです[1]．

・WE (ウェルニッケ脳症)

こちらは，ビタミン B_1 欠乏によって引き起こされる比較的急性の病態で，速やかに加療しないと不幸な転機をきたします．代表的な症状は以下，

> ・脳症 (encephalopathy)
> ・眼球運動障害 (oculomotor dysfunction)
> ・歩行失調 (gait ataxia)

の3つです．眼球運動障害は，眼振 (nystagmus) で捕まることが多いです．

・KS (コルサコフ症候群)

こちらは慢性に移行した WE という捉え方でいいかと思います．神経精神症状がメインで，逆行性および順行性健忘といった記憶障害，それにともなう作話がポイントの1つです．記憶障害から不正確な記憶をもとに，脳が話の辻褄を合わせようとするところから生じます．「嘘」とは異なり，本人は自分の情報が過ちだと気づいていないのが特徴です．

・脚気 (beriberi)

大きく2つの発症形式があり，これは押えましょう．すなわち，

湿性脚気 (wet beriberi) と乾性脚気 (dry beriberi)

の2つです．湿性脚気は心血管系の発症様式で高拍出性の心不全として，乾性

脚気は神経系の発症様式で末梢神経障害として，それぞれ発症します．加療はビタミン B_1 の投与，です．まず静脈投与，その後経口投与に変更となります．

なお，アルコール多飲にともなうビタミン B_1 欠乏の患者が心不全で発症した場合，脚気にともなう心不全（beriberi heart disease）のほか，アルコールそのものにともなう心筋症（alcoholic cardiomyopathy）も考慮する必要があります．こちらは，原因物質（アルコール）の摂取を中止すれば，心機能はもとに戻ります．

余談ですが，この点で思い出すのが 20 代の女性の急性心不全の症例です．これは，私自身が経験した症例ではなく，MKSAP Audio という米国内科専門医試験用の教科書のオーディオ版で紹介されていたケースです．20 代後半の女性で，EF が 20％を切るほどの低心駆出率だったそうですが，禁酒した途端，比較的速やかに正常域まで回復したとのことでした．大変印象深く覚えています．

●最後に

ひと通り，アルコール関連疾患をみてきました．私自身は，大学医学部生時代にこれをきちんと学んだ記憶がありません（もちろん，記憶に残っていないだけの可能性もありますが…）．卒業後，私は内科研修を日本で行なっていないのではっきりとはわかりませんが，こういったアルコール関連疾患をしっかりと勉強できるかどうかは，施設によっても異なるのではないでしょうか．

特に DT は見逃すと重篤な結果を招くこともあり，日頃からの座学は大事かと思われます（患者がいる場合，私は医学部生に「とにかくこの機会にしっかり学んでおくように」と，指導するようにしています）．同じことをここでも強調して，本章を終了させていただきます．

［石山貴章］

コラム ❷ コラム2 alcohol use disorder のお話

DSM-5 で新たに定義された病名で，DSM-4 のアルコール乱用（alcohol abuse）とアルコール依存（alcohol dependence）とがこの言葉，アルコール使用障害（alcohol use disorder）に置き換わりました．不健康な飲酒習慣を包括した診断となります．きっちりと学ぶのなら，診断基準をみていただく必要があり（表2），このうち2つ以上を12カ月以内に満たす場合，診断確定となるようです．ここでは，まぁこういう言葉がある，ということを押さえておけばいいのではないでしょうか．アルコール解毒（detoxication）の話は，こちらは，場合によっては精神科入院にて対処ということもあり，詳細は省きます．当たり前ですが，「本人のやる気」が何より大切です．

表2 アルコール使用障害（Alcohol Use Disorder）診断基準

A. アルコールの問題となる使用様式で，臨床的に意味のある障害や苦痛が生じ，以下のうち少なくとも2つが，12カ月以内に起こることにより示される．
　（1）アルコールを意図していたよりもしばしば大量に，または長期間にわたって使用する．
　（2）アルコールの使用を減量または制限することに対する，持続的な欲求または努力の不成功がある．
　（3）アルコールを得るために必要な活動，その使用，またはその作用から回復するのに多くの時間が費やされる．
　（4）渇望，つまりアルコール使用への強い欲求，または衝動
　（5）アルコールの反復的な使用の結果，職場，学校，または家庭における重要な役割の責任を果たすことができなくなる．
　（6）アルコールの作用により，持続的，または反復的に社会的，対人的問題が起こり，悪化しているにもかかわらず，その使用を続ける
　（7）アルコールの使用のために，重要な社会的，職業的，または娯楽的活動を放棄，または縮小している．
　（8）身体的に危険な状況においてもアルコールの使用を反復する
　（9）身体的または精神的問題が，持続的または反復的に起こり，悪化しているらしいと知っているにもかかわらず，アルコールの使用を続ける．
　（10）耐性，以下のいずれかによって定義されるもの：
　　（a）中毒または期待する効果に達するために，著しく増大した量のアルコールが必要
　　（b）同じ量のアルコールの持続使用で効果が著しく減弱
　（11）離脱，以下のいずれかによって明らかとなるもの：
　　（a）特徴的なアルコール離脱症候群がある（『DSM-5 精神疾患の診断・統計マニュアル』492頁，アルコール離脱の基準 A および B を参照）．
　　（b）離脱症状を軽減または回避するために，アルコール（またはベンゾジアゼピンのような密接に関連した物質）を摂取する．

（文献2）日本精神神経学会（日本語版用語監修），髙橋三郎・大野　裕（監訳）．DSM-5 精神疾患の診断・統計マニュアル．医学書院，2014，p.483．

あめいろぐ 関連ブログ記事はこちら

1. 「ビタミン剤」
   （http://ameilog.com/c/otc/symptom/vitamins）

●文献

1) 村上もとか（著）．JIN ―仁― 第 8 巻（ジャンプコミックスデラックス）．集英社，2007.
2) 日本精神神経学会（日本語版用語監修），高橋三郎・大野　裕（監訳）．DSM-5 精神疾患の診断・統計マニュアル．医学書院，2014，p.483.

4. 肺　炎

It's only pneumonia, but it's still considerd important.

たかが肺炎，されど肺炎.

本音トーク 1　入院患者の肺炎管理は，CAP と HAP で押える

　肺炎．もっともありふれた診断ながら，もっとも複雑かつ大量の情報に溢れる分野．さらに，**forgotten killer**（**忘れられた殺し屋**）の異名をとる疾患でもあります．WHO は肺炎を，感染による死因の第 1 位としています（全体の死因としては 3 番目）．実際に，世界で毎年ほぼ 350 万人が肺炎で亡くなっています．

　さて，まともにすべての「肺炎」に取り組むと，この本一冊すべてが肺炎で終わってしまいます．また，あまりに幅広いトピックをすべてカバーしようとすると「のっぺり」とした内容となり，逆に頭に残らないでしょう．ここでは，かなり絞り込んで話を進めたいと思っています．まずは肺炎の概念を「大雑把」に示します．肺炎随伴性胸水（parapneumonic effusion）/膿胸（empyema）なども重要ですが，ここでは割愛．また，入院適応，重症度を決める CURB65，PSI に関しても省きます．というわけで，入院肺炎管理に関して「コモン」かつ「必要」な情報にできるだけ絞ります．

　まず，肺炎の分類として大きく，

community-acquired pneumonia（CAP）と
hospital-acquired pneumonia（HAP）

の 2 つを押さえましょう．HAP の中に含まれる概念として**人工呼吸器関連肺炎（ventilator-associated pneumonia；VAP）**があります．なお以前は，ナーシングホームや透析センター，病院も含め，医療施設で生じた肺炎を指す**医療ケア関連肺炎（healthcare-associated pneumonia；HCAP）**という概念

がありました．ただその後，HCAP と診断された患者の多くが多剤耐性菌のリスクが高くない，ということがいくつかの研究で示されました．そのため今後 HCAP という概念は，そういったデータをもとに CAP ガイドラインに取り込まれる形になっていくようです．

さて，community-acquired pneumonia．日本語では「**市中肺炎**」となります．今後，**CAP** と記載します．言葉の通り，「市中にて獲得した，肺実質への急性感染症」というのが，その定義となります．前述したように，非常にありふれた（医療従事者で肺炎患者に触れたことがない人は，おそらくいないでしょう）疾患で，かつ重篤になりがちということで，

どの臨床分野に行ったとしても，
必ず押さえておかなければならない疾患

と，これは私が常々医学生に強調しているところです．

一方で hospital-acquired pneumonia．こちらは日本語にすると「**院内感染性肺炎**」でしょうか？ 2016 Infectious Diseases Society of America/American Thoracic Society（IDSA/ATS，アメリカ感染症学会／アメリカ胸部学会）ガイドラインでは，以下のように定義しています．

> ・HAP：入院 48 時間後に発症した肺炎で，かつ入院時に潜伏していなかったと考えられるもの
> ・VAP：HAP の一型で，気管挿管後 48〜72 時間後に発症したもの

となります．では，CAP と HAP，さらに VAP を分ける大きな意味は何でしょう？ それが「**multi-drug resistant (MDR) pathogen（多剤耐性菌）**」のリスクの存在です．CAP に比し，HAP でそのリスクは高くなり，VAP ではさらに高くなります．

本音トーク 2 肺炎の診断は，臨床症状のみでは難しい

「市中肺炎（CAP）の診断は，心肺系疾患がない限り難しくはない」と，これは NEJM の Clinical Practice の中での記載です[1]．そこでは，①感染の三徴（発熱，悪寒，白血球増多）と②呼吸器系の症状（咳嗽，喀痰排出増多，呼吸困難，胸痛など），さらに③画像上での新たな浸潤影がそろえば，肺炎患者の診断は比較的容易と書かれています．ただ，ほんまかいな，とこれを読んで正直思ってしまいました．確かに，簡単に診断がつくものもありますが，「うーん」と唸ることが多いこともまた事実です．非定型的な発症もありますし，高齢者の場合，錯乱（confusion）が唯一の症状，などという場合もあります（これは，例えば 5 章の「尿路感染症」でも同様です）．

発熱，呼吸困難，胸膜痛に加え，意識障害，脱力，食思不振なども，その症状として挙げられます．ちなみに，肺炎の診断に対する「発熱と悪寒」の感度は 50〜85％であり，高齢患者の肺炎では認められないことも時折あります．また，「呼吸困難」の感度は 70％であり，「膿性痰」の感度は 50％に過ぎないとのことでした[2]．臨床症状のみでの診断が難しいことが，ここからも伺えます．

本音トーク 3 検査オーダーの必要性を考慮せよ．X 線も CT も完全ではない

一方，CAP の起因菌確定のための培養などの検査オーダーに関しては，議論が分かれます．推奨される抗菌薬レジメンは大多数の患者に対して効果的であり，起因菌特定のための検査が治療に影響を与えることは，そう多くはありません．痰培養や血清学的検査は，耐性菌リスクが高くなる，ICU 入院が必要となるといった重度肺炎患者に対しては推奨されます．また，血培陽性は CAP 患者のほんの 10〜20％のみであり，血培のオーダーも重症の患者のみに限るべきとされます．

胸部レントゲンはアセスメントの一端ではあるが，完全ではありません．しかし，診断のスタンダードではあり続けるでしょう．CT も同様ですが，ただ肺炎を疑った症例全例に CT を撮る必要は，当然ありません．

ただ，全例に CT を施行し，その結果を比較した研究は存在します[3]．この研究では，CAP を疑われた 320 人の患者に対し，全例 CXR を施行したのち，ER 医師に，CAP の可能性，抗菌薬のプラン，そしてケアを行う場所（外来，病棟，ICU など）を質問します．その後全例に胸部 CT を施行し，同じ質問をくり返しました．その結果，CXR で「陰性」だった患者 120 人のうち，30％が CT 上で浸潤（infiltrate）を認め，また CXR で「陽性」だった 190 人の患者の 30％では，CT 上の異常を認めませんでした．CAP という診断の可能性の 60％に変更がみられ，また治療とケアを行う場所に関しても，61％に変更を認めました．上記の研究の結論は「胸部レントゲンに加えた早期の CT が，ER における CAP の診断と治療に大きく影響を与えた」というものでした．ただ，だからといって，全例に CT を撮る必要は，少なくとも現時点では「ない」と私は考えます．

コラム ❶ 細菌性肺炎？　ウイルス性肺炎？

　最近トピックになっている肺炎に対するプロカルシトニンのデータに関して述べたいと思います．プロカルシトニンは細菌による毒素と細菌感染に特異的な炎症メディエーター（proinflammatory mediator）の刺激によって放出される産生物質であり，細菌感染症で上昇を認めるとされます．特徴は**表 1**の通りです．

表 1　プロカルシトニンの特徴

・治療に反応して上昇下降がすみやかである
・患者の重症度や予後に相関する
・ステロイドの影響を受けない
・結果が速やかに手に入る

　これまで細菌性肺炎だと思われていたケースの多くが，じつはウイルス性肺炎であったということが，最近の分子生物学的手法の発達によってわかってきました．プ

ロカルシトニンが，細菌性肺炎とウイルス性肺炎との鑑別に有効かもしれないとのデータが出てきています．つまり，プロカルシトニンは「完璧ではないけれども役に立つ診断学的検査のポテンシャルがある」ということです．これは，2017 ACP national conference でも強調していたところです．

　ただ，抗菌薬を使うかどうかの判断に役立つとは思われるものの，これ 1 つのみを盲信すべきではありません．あくまで，判断材料の 1 つと捉えるべきと考えます．抗菌薬を開始するか，あるいは中止するかといった判断に役立つ可能性があり，de-escalation のプロトコルとともに使用することで，抗菌薬使用が減少しうると思われます．

　適切な治療の鍵は，肺炎球菌（*Streptococcus pneumoniae*）と非定型肺炎のカバーにあります[2]．ただ，肺炎に対する適切な抗菌薬選択は，特にその初期は難しいです．喀痰培養はあてにならず，血液培養が「陽性」になるとも限りません．自然，経験的治療（empirical therapy）での治療開始にならざるを得ないわけです．後日，起因菌が確定した場合，narrow spectrum の抗菌薬へと変更します．これを **narrowing therapy（「de-escalation」）** と呼びます．

　ではここで，入院患者で選択すべき抗菌薬，およびその投与期間の話に移りましょう．

● ICU 入院を必要としない入院患者に対して

　まず，ICU 入院を必要としない入院患者に対し，もっともよく使われる抗菌薬のレジメンは，「第二世代，もしくは第三世代セファロスポリン（second- or third-generation cephalosporin）＋マクロライド系（macrolide）」の組み合わせで，通常セフトリアキソン（ceftriaxone）＋アジスロマイシン（azithromycin）の使用が多いです．その代替案として，呼吸器系キノロン（respiratory quinolone）と呼ばれる，呼吸器系に使用されるキノロン系があり，レボフロキサシン（levofloxacin）やモキシフロキサシン（moxifloxacin）がその代表になります．その他いくつか選択肢がありますが，こちらは表 2 を参照ください[4]．

　ただ現在 FDA は，特に「単純性感染症（uncomplicated infection）」に対するキノロンの安易な使用に関し，警告を発しています．腱断裂やニューロパチー，中枢神経系への作用，さらに *C. difficile* の牽引要因であるといったことが，その理由です．また日本では結核を中途半端に治療し，その診断をあいまいにしてしまうというリスクが取りざたされています．

表2 市中肺炎で推奨されるエンピリカルな抗菌薬

外来患者の処置
1. 3カ月間，健康で抗菌薬を使っていない場合 　マクロライド系抗菌薬（推奨（強）：エビデンスレベル 1） 　ドキシサイクリン（推奨（弱）：エビデンスレベル 3） 2. 慢性の心疾患，肺疾患，肝疾患，または腎疾患の合併症の可能性，そのほか糖尿病，アルコール中毒，悪性腫瘍，無脾症，または免疫抑制疾患や免疫抑制薬の使用，もしくは 3 カ月以内に抗菌薬を使用（異なる薬を選択すべきケース） 　呼吸器系キノロンの吸引投与（モキシフロキサシン，gemifloxacin，またはレボフロキサシン（750 mg））（推奨（強）：エビデンスレベル 1） 　βラクタム系＋マクロライド系抗菌薬（推奨（強）：エビデンスレベル 1） 3. 高レベル（MIC≧16 μg/mL）マクロライド耐性肺炎球菌の感染率が高い（＞25%）地域では，合併症のない患者に対し，上記(2)にある代替薬の使用を考える（推奨（中）：エビデンスレベル3）

入院患者の ICU 外での治療
呼吸器系キノロン（推奨（強）：エビデンスレベル 1） 　βラクタム系＋マクロライド系抗菌薬（推奨（強）：エビデンスレベル 1）

入院患者の ICU での治療
βラクタム系抗菌薬（セフォタキシム，セフトリアキソン，またはアンピシリン＋スルバクタム）＋アジスロマイシン（エビデンスレベル 2）または呼吸器系キノロン（推奨（強）：（エビデンスレベル 1）（ペニシリン・アレルギーの患者には，フルオロキノロンとアズトレオナムを推奨）

特記事項
緑膿菌感染の疑いを考慮する場合，抗肺炎球菌，抗緑膿菌のβラクタム系抗菌薬（ピペラシリン＋タゾバクタム，セフェピム，イミペネムまたはメロペネム）＋シプロフロキサシンまたはレボフロキサシン（750mg） 　**もしくは** 　上記のβラクタム系抗菌薬＋アミノグリコシドとアジスロマイシン 　**もしくは** 　上記のβラクタム系抗菌薬＋アミノグリコシドと抗肺炎球菌のフルオノキノロン（ペニシリン・アレルギーの患者には，上記のβラクタム系抗菌薬の代替としてアズトレオナムを使用） 　（推奨（中）：エビデンスレベル 3） 　CA-MRSA を考慮する場合，バンコマイシンか，リネゾリドを追加 　（推奨（中）：エビデンスレベル 3）

注. CA-MRSA（community-acquired MRSA，市中感染型 MRSA），ICU（集中治療室）.

文献 4）より

●ICU 入院が必要となるような重症肺炎患者に対して

では，ICU 入院が必要となるような，重度の CAP の抗菌薬レジメンは何でしょう？　まず大事なこととして，ICU 入院が必要な CAP 患者に対して，

empirical monotherapy（経験的治療としての単独抗菌薬投与）は NG

ということです．また重度 CAP 患者に対する呼吸器系キノロンの単独投与も，

はっきりとしたデータがありません.

　前に述べた通り，ICU 入院が必要となる重症な患者は，MDR-pathogen のリスクが高いと考えて対処する必要があります．こういった重症患者に対しては，起因菌を特定するための検査を出すことも重要です．ただ，なかでも重症度の低い，あるいはこれまでの病歴などから，緑膿菌（*P. aeruginosa*）や MRSA のリスクが低いと考えられる患者に対しては，表 2 の中で示した「βラクタム系（β-lactam）＋マクロライド系（macrolide）」でオーケーです．高リスクと考えられる患者に対しては，緑膿菌とレジオネラ属菌（*Legionella spp.*）をカバーする広域スペクトルの抗菌薬を投与する必要があります．具体的には，「ピペラシリン／タゾバクタム（piperacillin-tazobactam），メロペネム（meropenem），セフェピム（cefepime）に加え，キノロン（quinolone）」という組み合わせになります（表 3 参照）[5]．通常ヒットする抗菌薬を投与した場合，投与開始後 48～72 時間でいくらかの状態改善が見込まれます．逆にいえば，72 時間を過ぎても改善しない場合は，抗菌薬が適切でない可能性，あるいは診断が誤っている可能性を考える必要があります．こちらは，改めて本音トーク 6 で後述します.

　なお，以前の抗菌薬使用歴も考慮する必要があります．過去 3 カ月以内にβラクタムの使用歴がある場合，もし可能であればキノロンを使用すべきです．その逆もまた然りです．

表3 多剤耐性菌のリスク因子を有する患者へのエンピリカルな抗菌薬治療

潜在的な多剤耐性菌	抗菌薬療法の併用[1]
グラム陰性	
緑膿菌 アシネトバクター・バウマニ	**βラクタム系抗菌薬 / βラクタマーゼ阻害薬** 　ピペラシリン / タゾバクタム　6時間毎4.5g
抗菌薬耐性のある腸内グラム陰性菌	または
大腸菌 　肺炎桿菌 　エンテロバクター属 　プロテウス属 　セラチア・マルセッサンス	**抗緑膿菌セファロスポリン** 　セフタジジム　8時間毎2g 　セフェピム　8時間毎2g
	または
	抗緑膿菌セファロスポリン 　イミペネム　8時間毎500mg 　メロペネム　8時間毎1g
	+
	抗緑膿菌フルオロキノロン 　レボフロキサシン　750mg（日） 　モキシフロキサシン　400mg（日） 　シプロフロキサシン　8時間毎400mg
	または
	アミノグリコシド系薬剤[2] 　ゲンタマイシン　7mg/kg（日） 　トブラマイシン　7mg/kg（日） 　アミカシン　20mg/kg（日）
グラム陽性	
メチシリン耐性黄色ブドウ球菌（MRSA）	+
	リネゾリド　12時間毎600mg 　バンコマイシン　12時間毎15～20mg/kg[3]

[1] 正常な腎機能・肝機能に基づく投与量
[2] ゲンタマイシンとトブラマイシンの最低濃度を1 μg/mL以下，アミカシンは4～5 μg/mL以下にする
[3] バイコマイシンの最低濃度は15～20 μg/mLにする

文献5）より

⑤ 経口への抗菌薬変更，内科的状態が良好であれば「退院へ Go！」

さて，投与する抗菌薬が決まったら，次はその投与期間に移りましょう．現在，重度でない肺炎の加療で，IDSA/ATS ガイドラインが推奨する抗菌薬投与期間は，最短 5 日間です．ただし，治療終了前 48〜72 時間発熱がなく，酸素投与なしでの呼吸状態の安定（COPD など基礎疾患がある場合は除く），およびその他バイタルの安定が認められることが，その条件となります．

咳嗽や喀痰排出，呼吸困難といった症状が改善した時点で，静注から経口への抗菌薬変更は可能です．8 時間あけて 2 度発熱がなく，経口内服が可能であることがその条件です[2]．この変更は早ければ入院後 24〜48 時間以内で可能となり，肺炎患者の半数において，3 日以内に変更がなされるとのことです．

肺炎球菌菌血症があったとしても，経口への変更は安全に行えます．ただし，改善には時間がかかるといわれます[2]．

経口への抗菌薬変更がなされ，また他の内科的な状態が安定されていれば，安全な退院が可能です．入院観察の継続にベネフィットがないことは，すでにデータで示されています．また，肺炎で入院した患者に，退院前のルーチンにおける胸部レントゲンも必要ありません．治療に対して良好に反応した患者であれば，当初の治療後 4〜6 週間より早くレンゲンをくり返す意味もありません（4〜6 週間後にレントゲンを撮るべきであるということではありません）．これは，抗菌薬による肺炎に対する細菌治療が終わっても，肺実質の損傷の改善には時間がかかり，

画像と臨床症状とに descrepancy（不一致）がある

ためです．画像の疾患像を治しているわけではないことに留意すべきです（同様なことは，CRP をはじめとした血液検査データにもいえます．治すのは CRP ではなく，あくまでも患者の健康状態です）．

● typical vs atypical というお話

先に述べたように，肺炎治療の根幹は「肺炎球菌」(typical) および「非定型肺炎」(atypical) のカバーです．非定型肺炎として挙げられるものには，肺炎マイコプラズマ (Legionella, M. Pnemoniae)，肺炎クラミジア (C.pneumoniae)，そしてオウム病クラミジア (Chlamydia psittaci) があります．

βラクタム系抗菌薬とマクロライドとのコンビネーションが，CAP 治療でよりよい結果を示すという内容が，多くの観察的研究で示されてきました．その一方で近年，マクロライド（非定型肺炎カバー）の必要性の有無が，トピックの 1 つとして取りざたされています．スイスの 6 病院，580 人の CAP 患者に対する RCT にて，βラクタム単剤療法は，βラクタム＋マクロライドに対して，「30 日死亡率」に対し「非劣性」であったことが，Garin らによって示されました[6]．同様の結果が，Postma によっても NEJM にて示されています[7]．今後，肺炎治療のガイドライン上で，βラクタム＋マクロライドがβラクタム単剤療法に置き換わる可能性もあると，これは 2017 ACP national conference でのコメントです．

● quality improvement のお話

ひと頃アメリカで，肺炎患者の ER 受診後 6 時間以内の抗菌薬投与が，医療の質向上（quality improvement）の指標の 1 つとして挙げられたことがありました．これは，ER 受診から最初の抗菌薬投与までの時間が 4 時間以上の場合，院内死亡率の上昇を認めたというデータベースの後向き研究の結果から決まったようです．ただその後，この条件を満たすべく不必要な見込み発車での抗菌薬投与が増えたこともあり，現在 IDSA/ATS ガイドラインは，初回抗菌薬投与に対して，特定の時間を規定しておりません．代わりに，診断がついた時点で，できるだけ早く抗菌薬を投与するように推奨文言が変わりました．もっとも，敗血症性ショックになっている患者に対しては，話は別です．低血圧発症から 1 時間以内の抗菌薬投与が推奨されます．

● HAP/VAP と MDR-pathogen のお話

本章の冒頭で HAP/VAP の定義は示しました．ここで示したいポイント，それは多剤耐性菌（MDR-pathogen）のカバーです．一番大事なことは，自分の病院の存在するエリア，およびその病院の ICU のアンチバイオグラムをしっかり把握することです．これに尽きるといってしまっては，身も蓋もないのですが…．①最近の抗菌薬の使用歴，②病院あるいは ICU のアンチバイオグラム，③患者のもともともつ疾患の有無，④肺炎の重症度，そして⑤多剤耐性菌のリスクなどを考慮して抗菌薬を選択する必要があります．

●誤嚥性肺炎（aspiration pneumonia）と化学性肺炎（chemical pneumonitis）のお話

入院となったCAPの15%は「**誤嚥性肺炎（aspiration pneumonia）**」と呼ばれます．ただ，肺に到達する病原体のほとんどは，微小誤嚥（micro-aspiration）によるものです．その意味では，すべての肺炎が本質的には誤嚥性肺炎といえるわけで…．健康な患者の50%は，入眠中に誤嚥を起こしているとの報告もあります．

何がいいたいのか？　ここでのポイントは2つです．

- ・1つ目：誤嚥性肺炎と診断されるものすべてに，嫌気性カバーが必要というわけではない．
- ・2つ目：化学性肺炎（chemical pneumonitis）には抗菌薬は不要．

誤嚥が生じた場合，誤嚥物質そのものが炎症の原因として発熱を生じることがあり，これは細菌感染とは区別され化学性肺炎と呼ばれます[8]．感染によるものではなく，化学的な炎症なわけですから，抗菌薬は効きません．通常経口摂取を中止すると，48時間ほどで改善するといわれます．Jaoudeらは，誤嚥した患者のうち48時間以内に症状が改善したものに対しては，抗菌薬を中止するように提唱しています．

ほとんどの「誤嚥性肺炎」患者は，ルーチンの「CAP治療」でよくなります．嫌気性菌感染を考える必要がある場合を表4にまとめてあります．参照してください（2017 ACP national conference）[9]．

表4 誤嚥を誘発する状態

意識変容
アルコール中毒，痙攣，頭部外傷，全身麻酔，薬の過剰投与
嚥下障害
狭窄，腫瘍，憩室，気管食道瘻，噴門括約筋の不能，アカラシア，口咽頭の閉塞，口内乾燥などの食道障害
神経性障害
脳血管障害，多発性硬化症，パーキンソン病，重症筋無力症，仮性球麻痺，筋萎縮性側索硬化症
通常のディフェンスバリアの機械的損傷
経鼻栄養チューブ，気管挿管，気管切開，上部内視鏡検査，気管支鏡検査
その他
長引く嘔吐，胃流出路閉塞，経胃管からの大量の経管栄養，咽頭麻酔，全身衰弱，臥位，胃不全麻痺，腸管麻痺，声門閉鎖不全疾患（例：声帯麻痺）

文献9）より

●治療に反応しない場合（難治性肺炎）

通常 CAP は，抗菌薬治療開始後 72 時間ほどで改善傾向を示します．しかし中には，これを超えても安定化しないもの，あるいはこの期間ですでに増悪化するものもあり，これを「**難治性肺炎 (non-resolving pneumonia)**」と呼びます．当然，死亡率も高まります．

リスク因子としては，

- ・多葉性肺炎（multilobar pneumonia）
- ・MRSA，*Legionella*，グラム陰性桿菌（腸内細菌群もしくは緑膿菌）
- ・不適切な抗菌薬使用
- ・PSI > 90

などが挙げられています．なお，PSI は pneumonia severity index の略，肺炎の重症度の指標です．本章では割愛しますので，成書を参考にしてください．

- **適切な治療をしても，ダウンヒルコースを辿る場合…**

肺炎桿菌（*K. pneumoniae*）などのグラム陰性桿菌性肺炎は，特に基礎疾患のある患者において重篤化します．私自分，もともと外傷にともなう脳障害のある寝たきり患者の肺炎桿菌の患者が，感受性上は適切な抗菌薬を投与していたにもかかわらずまったく改善せず，あれよあれよとダウンヒルコースを辿った経験があります．

患者が治療に反応せず，non-resolving pneumonia であった場合，まず必要に応じて患者を ICU などの higher level of care に移しましょう．そのうえで間質性肺炎，悪性腫瘍，薬剤熱，肺膿瘍などといった診断見落としを考慮する．さらに，使用抗菌薬が不適切である可能性も考え，治療の de-escalation を検討します．CT や，可能であれば気管支鏡の検討も必要でしょう．口でいうほど簡単ではありませんが….

●最後に

通して読んでもらってわかる通り，「たかが肺炎，されど肺炎」．非常に多くの内容を押える必要があり，これでもかなり割愛してあります．最近のトピックを中心に院内肺炎管理のポイントを述べたつもりですが，まだまだ語り足りない点は山ほどあります．

ぜひ，成書あるいはレビューを読んで，自分の中で咀嚼してほしいものです．さらに，このようなよくみる当たり前の疾患ほど，じつは奥が深いということも，ぜひ念頭に置いておいてほしいと，そう強く思います．

［石山貴章］

あめいろぐ Conference

1. 肺炎はもっともコモンな疾患，まずは CAP と HAP から押さえる
2. MDR pathogen のリスクを常に頭に入れて，治療方針を考える
3. CXR，CT は診断のスタンダードだが，完全ではない
4. 肺炎治療の鍵は「typical」と「atypical」でカバーする
5. 重症肺炎患者には，empirical monotherapy は「NG」

あめいろぐ 関連ブログ記事はこちら

1. 「ティアニー先生に学んだこと」
（http://ameilog.com/atsushisorita/2012/07/19/224900）

2. 「肺炎球菌ワクチン（大人）」
（http://ameilog.com/vaccine-info-pneumococcal-ad）

● 文献

1) Wunderink RG, Waterer GW. Clinical practice. Community-acquired pneumonia. N Engl J Med. 2014 Feb 6；370（6）：543-51.
2) Niederman MS. In the Clinic：Community-Acquired Pneumonia. Ann Intern Med. 2015 Oct 6；163（7）：ITC1-17.
3) Claessens YE, Debray MP, et al. Early Chest Computed Tomography Scan to Assist Diagnosis and Guide Treatment Decision for Suspected Community-acquired Pneumonia. Am J Respir Crit Care Med. 2015 Oct 15；192（8）：974-82.
4) https://www.thoracic.org/statements/resources/mtpi/idsaats-cap.pdf.
5) http://www.clevelandclinicmeded.com/medicalpubs/diseasemanagement/infectious-disease/health-care-associated-pneumonia/.
6) Garin N, Genne D, et al. β-Lactam monotherapy vs β-lactam-macrolide combination treatment in moderately severe community-acquired pneumonia：a randomized noninferiority trial. JAMA Intern Med. 2014 Dec；174（12）：1894-901.
7) Postma DF, van Werkhoven CH, et al. Antibiotic Treatment Strategies for Community-Acquired Pneumonia in Adults. N Engl J Med 2015；372：1312-23.
8) Jaoude P, Badlam J, et al. A comparison between time to clinical stability in community-acquired aspiration pneumonia and community-acquired pneumonia. Intern Emerg Med. 2014 Mar；9（2）：143-50.
9) El-Solh A, Pietrantoni C, et al. Microbiology of severe aspiration pneumonia in institutionalized elderly. Am J Respir Crit Care Med. 2003 Jun 15；167（12）：1650-4.

5. 尿路感染症

Diagnosis is Challenging.   Security is the greatest enemy[1].

診断は意外と難しい．油断大敵．

　4章の肺炎と合わせ，尿路感染症は高齢者感染症のツートップの一角です．非常によくみられるにもかかわらず，意外にきちんと勉強しない分野でもあるようです．抗菌薬の選択，投与期間，カテーテル関連尿路感染症など，注意すべき点が盛りだくさんなのも肺炎と同様です．ここでも，できるだけ病院内管理にテーマを絞って話していきたいと思っています．

本音トーク❶ UTI は若い女性に多い…？（これ，ほんとです）

　まず定義　**尿路感染症**．英語では **urinary tract infection (UTI)**，となります．以下 UTI として進めます．名前の通り，下のほうから尿道，膀胱，尿管，腎臓といった，尿路（urinary tract）のどこかに感染を被った状態と定義されます．入院患者に多い合併症で，その理由の1つに，フォーリーカテーテル（foley catheter）によるリスクが挙げられます．これは，**カテーテル関連尿路感染症 (Catheter-Associated UTI；CAUTI)** として後述します．

　フォーリー以外のリスク因子としては，女性，閉経後，以前の UTI の既往，活発な性行為，性器外傷や手術，糖尿病や免疫抑制状態などが挙げられます．過去1年以内の新たな sex partner もリスク因子となるそうです[2]．

● uncomplicated（単純性）UTI vs complicated（複雑性）UTI

　まずはじめに，単純性尿路感染症と複雑性尿路感染症の話から始めます．英語では，uncomplicated（単純性）UTI と complicated（複雑性）UTI となります．以

下，単純性 UTI，複雑性 UTI と記載します．健康で閉経前，妊娠していない女性で，尿路系異常のない患者に生じる急性膀胱炎および急性腎盂腎炎は，単純性UTI と分類されます．UTI が，若年女性に多い，というのは感覚としてわかっていただけるでしょうか（昔，実家の両親が営んでいた会社の従業員の若いお姉さんが，「膀胱炎をくり返して…」と当時中学生だった私に愚痴ったことがあります．どのようなシチュエーションだったのか，よく覚えておりませんが…．この記憶があるため，私にとって大変わかりやすい感覚です）．

一方，表 1 で示す因子をもつ UTI は基本，複雑性 UTI となります．複雑性UTI では，治療抵抗性や入院の必要性，あるいは耐性菌といったもののリスクが高まることになります．また，男性はかねてより，それだけで複雑性 UTI とされてきています．

UTI の症状として多いのは，「排尿時痛」「頻尿」「夜尿症」「尿意切迫」「血尿」，そして「下背部痛」や「恥骨上部痛」，「側腹部痛（flank pain）」などです．また，「発熱」「悪心」や「悪寒」に加え，高齢者では「嘔気」や「嘔吐」，「意識障害」での来院も多く，消化器系や中枢神経系と騙されがちです．これは，注意しましょう．また，膀胱炎と腎盂腎炎とで，症状は異なります．通常，膀胱炎では発熱はあまりきたさないといわれます．ただ，ホスピタリストとしての入院管理，実地臨床では，あまり「膀胱炎か…？」「腎盂腎炎か…？」とは意識していません．なぜなら

入院になるような UTI は，通常腎盂腎炎

ですので，UTI として一律管理してしまっているからです．

表 1　複雑性尿路感染症を示唆する因子

・男性	・尿路の機能的あるいは解剖学的異常
・高齢	・幼少期の UTI
・都市部の救急外来受診	・最近の抗菌薬使用
・院内感染	・7 日間以上の症状
・妊娠	・糖尿病
・留置尿カテーテル	・免疫抑制状態
・最近の尿路器具使用	

UTI では，大腸菌（*E. Coli*）がもっとも多い病原体です．それ以外に多い病原体としては，クレブシエラ（*Klebsiella*），プロテウス（*Proteus*），シュードモナス（*Pseudomonas*）などを押さえておくといいでしょう．なお，プロテウス やクレブシエラなどの urea-splitting organsim と呼ばれる，尿素を特異的に分解する菌による UTI では，ストルビット結石（struvite stone）という腎盂に入り込むような大きな腎結石をつくることが知られています．これを stughorn stone と呼び，治療に難渋します．これは，尿管結石あるいは腎結石として，別個に勉強していただくのがよいと思います．

2 有り体にいって，白血球エステラーゼと亜硝酸塩が「陽性」であれば，ほぼ診断確定

次に診断．まず，尿検査での白血球エステラーゼと亜硝酸塩（nitrites）のお話をしましょう．これらは，UTI を診断するうえでの重要なマーカーです．これら両方が「陽性」の場合，特異度と陽性的中率はかなり上がります．有り体にいって，ほぼ診断確定です．また，これら両方が「陰性」の場合，特に検査前確率が低い状況では，UTI はほぼ除外できるといってよいです．

さて，白血球エステラーゼは，白血球によって放出される酵素であり，尿中に白血球の存在を示唆するものです．こちらはわかりやすいですね．では nitrites とは何でしょう？　ある種の腸内細菌群（*Enterobacteriaceae*）は，尿中の硝酸（nitrates）に還元反応を起こします．この生産物が亜硝酸塩で，すなわち「尿中亜硝酸塩陽性」は，尿中のこの種の菌の存在を示唆することになるわけです．

しかし，亜硝酸塩が「偽陰性」になる場合もありますので，これは押さえましょう．1 つは，もちろん腸内細菌群以外の UTI の場合です．還元反応を起こさなければ，亜硝酸塩は生じませんので．続いて，感染からの時間が短い場合です．さらに，尿 pH が低値の場合も「偽陰性」を生じます．

また，中間尿の顕微鏡所見で $10/\mu L$ の白血球がみられた場合，有意な膿尿（pyuria）と診断します．ただ，「膿尿 ＝ UTI ではない」ことに注意が必要です．例えば，骨盤内炎症などでも膿尿は生じます．

診断確定には尿培養が必要ですが，全例に行う必要はありません．単純性膀胱

炎で外来管理が可能な場合，培養は通常必要ありません．これはのちほど，膀胱炎（cystitis）および腎盂腎炎（pyelonephritis）の項で改めて述べます．

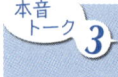 **③ 無症候性細菌尿と UTI は，抗菌薬適応（除外）の観点から厳密に分ける**

● 無症候性細菌尿

asymptomatic bacteriuria は，日本語では「**無症候性細菌尿**」となります．定義は以下の通り．いずれも，症状を認めない患者に対してです．

> ・女性において，2回連続で採った尿検体において 10^5 CFU/mL 以上同じ菌体がみられた場合
> ・男性において，1回の尿検体で 10^5 CFU/mL 以上の菌体がみられた場合
> ・男性女性ともに，カテーテル採尿にて 10^2 CFU/mL 以上の菌体がみられた場合

ただ，実地臨床では正直，尿検体を2回とって判断することはあまりありません．無症候性細菌尿と UTI は，厳密に分ける必要があります．なぜなら無症候性細菌尿は，通常抗菌薬使用の適応とはならないからです．抗菌薬の不適正使用の多くは「この無症候性細菌尿に対してだ」といわれます．なお，無症候性細菌尿に対する抗菌薬治療の適応（例外）は2つありますので押さえましょう．1つは妊娠女性，もう1つは，侵襲性泌尿器外科手術前です．

● 膀胱炎

次に**膀胱炎（cystitis）**のお話です．膀胱炎の症状としてよくみられるのは「排尿時痛」「頻尿」「尿意切迫感」です．単純性膀胱炎に対しては，尿培養は通常適応になりません．患者の病歴や症状で十分に診断ができることと，さらに培養の結果が出る前に治療が終了してしまうためです．

アメリカでは，急性腎盂腎炎は外来対応
（日本では敷居高い）

● 腎盂腎炎

　そして，**腎盂腎炎（pyelonephritis）**です．本書はホスピタリストの教科書なわけですが，急性単純性腎盂腎炎は，少なくともアメリカでは現在外来ベース（outpatient setting）で治療されることが多くなっています．これは，入院制限をかけているアメリカ医療ならでは，という気もしますが…．「健康で，軽度から中等度，かつ単純性の腎盂腎炎に対して」というのがその条件です．もちろんその後，注意深い外来フォローが必要なのはいうまでもありません．

　入院の適応は「血行動態が不安定」「内服不能」「尿管結石など患者自身の既往」などとなります．また，フォローがしっかりと取れないといった社会的な問題も考慮すべき因子です．なお，かかりつけ医制度がしっかりとしているアメリカに比べると，入院を避けての外来フォローは敷居は高いというのが，日本で診療を始めての私の実感です．

　急性腎盂腎炎の臨床発症所見は，主に「発熱」「悪寒」「背部痛」「側腹部痛（flank pain）」「嘔気・嘔吐」などです．尿培養は必須です．培養結果が出るまでは経験的抗菌薬治療となるわけですが，抗菌薬開始前に，必ず培養を提出しましょう．ここは，単純性膀胱炎との大きな違いです．急性単純性腎盂炎は5～7日間の治療期間[3]，複雑性感染症は14日間が推奨されます．

　抗菌薬の選択は，患者のアレルギー歴や過去の抗菌薬使用歴，地域のアンチバイオグラムなどを考慮して決める必要があります．アメリカではnitrofurantoin（国内未承認）やTMP-SMX（バクタ®）が第一選択として挙げられます．TMP-SMXに対する耐性リスクはかねてよりいわれておりますが，いまだ非常に効果的でまたコストも安いため，単純性腎盂炎に対しては，アメリカでは多用されています．もし，抗菌薬の第一選択が何らかの理由で使えない場合，キノロン系やβラクタム系が選択肢となります．ただ，キノロンの使用をできるだけ制限していく，というのが近年のトレンドであることは，4章の肺炎で述べた通りです．また，経口のセファロスポリンは，一般的に避けるようにといわれます．

入院が必要となるような急性腎盂腎炎の患者では，**菌血症 (bacteremia)** は，決して珍しくありません．安定するのに若干時間はかかりますが，だからといってそのような患者により長期の静脈抗菌薬投与が必要ということは，通常はありません．簡単にいえば，患者が安定していれば，経口抗菌薬に変更し退院可能ということです．

　なお，急性腎盂腎炎の診断にすぐ画像オーダーは必要ありません（よくオーダーされていますが…）．ただ，もしその症状や発熱が抗菌薬治療開始後72時間経っても改善しない場合，腎周囲あるいは腎下部の膿瘍などを除外するため，CTやエコーを考慮すべきとされます．

本音トーク 4　CAUTI では「ゾンビカテーテル」を抹殺せよ

●再発 UTI

　それから**再発尿路感染症 (recurrent UTI)** の話です．再発 UTI は，過去12カ月以内に3回の尿路感染症エピソード，あるいは過去6カ月に2回のエピソードと定義されます．これは，かつての感染の増悪か，もしくは再感染のどちらかです．どういう意味でしょうか？　かつての感染の増悪とはつまり，いったん抗菌薬でよくなったようにみえても，完全に原因菌を殺しきれていない場合です．抗菌薬を終了してしばらくすると，いったん抑えられた菌がまた「悪さ」をするわけです．

　それに対して再感染は，以前の菌とは別の株（同じ種類の菌かもしれません．例えば，同じ大腸菌による UTI でも，別種の株であれば，これは再感染となります）による感染です．感染の増悪であれば，以前と同じ抗菌薬を，投与期間を長くして投与すればいい．一方，再感染であれば，改めて感受性をみる必要があります．通常再発 UTI で多いのは，再感染です．

●カテーテル関連尿路感染症（CAUTI）

　日本臨床に復帰して以降，驚いたことはいくつかありますが，フォーリーカテーテルの長期使用もその1つです．あまりにお気楽に長期使用がなされているという印象をぬぐえません．看護師側の看護のしやすさが前面に押し出されて，

患者側のリスクがおざなりにされていると感じます（ちなみに，何度抜去しても看護師の希望に沿って，例えば夜間のオンコール医によって再挿入されて復活してしまうフォーリーを，私は「ゾンビカテーテル」と呼んでいます．なんとしても，抹殺する必要があります）．

この長期フォーリー留置を避けることによる，患者へのインパクトはかなり大きいです．フォーリーのもつ患者へのリスクは，もっと広く教育されるべきでしょう．そのうえで，システム上の変更をしていくべきです．これらは，安全管理システムの問題でもあります．

さて，CAUTI です．まずは感染経路から始めましょう．大きく分けて 3 つあります．

> 1. フォーリー挿入時
> 2. バック内に混入した細菌の管を逆流しての侵入
> 3. カテーテルの外側表面に沿っての侵入

の 3 つです．よくベッドサイドで行われるのが，例えば入院患者に CT をオーダーした際に，カテーテルバックをベッドの上に上げて搬送する，などです．これは逆流を助長し，UTI のリスクを高めます．また，挿入時の不完全な無菌操作もその原因として多いようです．

ここで，「Diagnosis is challenging（診断は意外と難しい）」というお話をしなければいけません．カテーテルを長期使用している患者にとって，無症候性の膿尿や細菌尿は非常にコモンです．しかし，先ほども述べたようにいずれも UTI とは区別される必要があります．発熱や全身症状が唯一の CAUTI の証拠かもしれない，といった状況は，重症患者や高齢者，あるいは脊椎損傷の患者などでは，十分にあり得ます．逆にいえば，こういった患者に発熱などがあれば，CAUTI は必ず鑑別に挙げる必要がある，ということでもあります．今のところ，検査で一発診断をつけられるような，例えば，biomarker のようなものは存在せず，臨床的な判断（clinical judgment）が大きな要素を占めるといってよいでしょう．将来的には，biomarker のようなものも出てくるかもしれませんが….

マネジメントの話に移ります．何よりも大事なこと，それは無症候性細菌尿とUTI をきっちりと区別することです．これで，不必要な抗菌薬使用を避けられます．そのうえで，可能であればカテーテルを抜去することです．あるいは，もし抜去が難しければ入れ替えを行います．「ゾンビカテーテル」は，なんとしても抹殺しましょう．また，UTI だと判断された場合，抗菌薬の選択にローカルデータ（アンチバイオグラム）を用いる必要があることは，感染症治療全体の鉄則です．重症患者や長期入院歴のある患者に対しては，MRSA カバーや緑膿菌カバーを考慮します．培養の結果をもって，de-escalation することも忘れずに．

さて，尿路感染症全般に関してポイントと思われるところを，できるだけ実践的に述べてきたつもりです．ただ，抗菌薬の選択などは日米の違いもあり，またローカルのアンチバイオグラムの違いもあるため，「なかなか踏み込むことができない」というのが正直な実感です．私自身，ついキノロンに頼ってしまうことも多々あることを，告白しなければなりません．

基本にはできるだけ忠実に，でもできるだけ柔軟に

対処していく必要がある分野でしょう．そのためにも，まずは基本をしっかり押さえていきたいと，そう考えています．

[石山貴章]

あめいろぐ Conference

1. UTI の原因の 1 つとして，フォーリーカテーテルのリスクが多い
2. 若く健康で，妊娠していない女性の UTI は「単純性」
3. 入院になるような UTI は，通常「腎盂腎炎」
4. 白血球エステラーゼと亜硝酸塩が「陽性」であれば，ほぼ診断確定
5. 無症候性細菌尿と UTI は，抗菌薬適応（除外）の観点から厳密に分ける

●文献

1) 山田雅茂（著），亀田尚己（編集協力），ライアン・スミザース（英文校閲）．日英ことわざ文化事典．丸善出版，2017.

2) Hooton TM. Clinical practice. Uncomplicated Urinary Tract Infection. N Engl J Med. 2012 Mar 15；366 （11）：1028-37.

3) Hooton TM, et al. Acute complicated cystitis and pyelonephritis. UpToDate. 3

4) Hooton TM, et al. Acute uncomplicated cystitis and pyelonephritis in women. UpToDate.

5) Hooton TM, et al. Acute uncomplicated cystitis and pyelonephritis in men. UpToDate.

6) ACP. MKSAP 17：Infectious Disease, Chapter 06. Urinary Tract Infections.

6. せん妄

There is no magic bullet for delirium.

せん妄に特効薬（魔法の杖）はなし

本音トーク ① せん妄を診断するには「普段」を把握すべし！

　高齢者が入院してくることが多いことは，皆さんも実地臨床ですでに感じていることでしょう．そして病棟から「暴れている」「○○を自己抜去した」「部屋から徘徊し始めた」「ご飯を食べてくれない」などで呼ばれることもあるでしょう．

　まず，覚えてほしいことは，

問題行動がある，指示に従わない ≠ せん妄

です．意識状態や行動が普段と違う！（意識内容の変化）からスタートし，①「急性の経過」で，②「変動する症状」を特徴とする③「注意力の低下」，④「見当識，言語，認知機能の障害」，⑤「覚醒レベルの変化」を呈する状態を「せん妄（delirium）」といいます[1]．

> ● せん妄（delirium）の定義
> ①「急性の経過」で
> ②「変動する症状」を特徴とし，③〜⑤の状態を呈する
> ③ 注意力の低下
> ④ 見当識，言語，認知機能の障害
> ⑤ 覚醒レベルの変化

この場合，「患者の平常時の意識状態や言語記憶能力がどのようなものか…？」を知らないことには，診断できないですよね．「睡眠リズムの変化」「幻覚」「不穏行動」「感情の易刺激性」は診断を強めるうえで補助的な意味をなしますが，必須の症状ではありません．また，

診断に「頭部CT」「脳波」はルーチンでは必要ありません

　頭部CTが正当化されるのは，頭部外傷，新規発症の局在性中枢神経障害，凝固障害や血小板減少による出血傾向のある場合です．

　ホスピタリストとして辛いのは，その患者の「日常」や「病気でないときの様子」をすぐに把握できないことです．家族，かかりつけ医，過去の担当医など，信頼できる情報源から多面的に集めることが大事となります．ADL，IADL（手段的日常生活動作）などの自立具合をはじめ，認知機能や五感の衰え，転倒の有無，食事排便習慣，睡眠パターン，社会との接点，家庭でのサポート環境などが参考になります．そして，

まずは，せん妄を疑うことが大事

　です．驚くべきことに，病棟でのせん妄は「**12～35％しか診断されていない**」との報告[2] があるくらい，見逃しが多い状態といわれています．

　スクリーニングツールとしてはいくつか報告されていますが，スタンダードで用いられるのは **Confusion Assessment Method；CAM-ICU スコア**（図1）[3] でしょう．素晴らしい感度と特異度を示し，臨床試験でも有用性が示されているスコアです．
　「時間がない…（!?）」，そんなときには **Ultrabrief 2-item bedside test**（表1）[4] がお勧めです．
　「本人からまったく情報が得られない…（!?）」，そんなときには，**FAM-CAMスコア**なども有用です．オリジナルのスクリーニング用紙と指示はこちらよりダウンロードできます（http://www.hospitalelderlifeprogram.org/uploads/disclaimers/FAM-CAM_Manual_9-9-14.pdf）[5]．

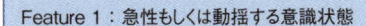

図中:

| Feature 1：急性もしくは動揺する意識状態 |
| And |
| Feature 2：注意力の欠如 |
| And |
| Feature 3：意識レベルの変化　Or　Feature 4：思考の錯乱 |

図1　CAM-ICU スコアの概要

文献3）より一部改変

表1　Ultrabrief 2-item bedside test　［＋/−LR：陽性 / 陰性尤度比］

質問1	質問2	正常/認知機能障害のみ		認知症あり	
		+LR	−LR	+LR	−LR
今日は何曜日？	今月の綴りを逆にいえる？	2.74	0.21	1.69	0.08
今日は何曜日？	4桁の数字を逆にいえる？	1.87	0.14	1.53	0.18
4桁の数字を逆にいえる？	今月の綴りを逆にいえる？	1.62	0.17	1.53	0.18

文献4）より一部改変

本音トーク 2　せん妄はさまざまな原因による「急性脳機能不全」，「ハイリスク患者」と「ハイリスク環境」に分けて備えよ

　「心筋症」をもつ患者に，許容範囲以上の心負荷がかかった状態が「心不全」として表現されるとすれば，「認知機能の脆弱性」をもつ患者が，処理能力以上の負荷がかかった状態で「脳機能不全」を起こすのは，容易に想像できますよね．
　つまり，

この「脳機能不全」がまさに「せん妄状態」です

　せん妄を起こすのは，何も高齢者だけではありません．小児にも起こります．発熱した子がいつもと様子が違う言動をするのをみたことがありますよね？　こ

れは神経発達が未成熟なためです．皆さんも高校時代の試験前に一夜漬けのために完全徹夜（通称：「完徹」）をした場合，翌日講義が集中して聞けましたか？普段乗っている通学電車の乗り換えを間違えたりしませんでしたか？　これも「広義のせん妄」です．

　この難しい概念を簡略化して，図2のようにまとめたのが1996年のInouyeらです[6][7]．せん妄の発達は，患者の脆弱性（図左）と入院期間中の発症因子（図右）がかかわる複雑な過程です．集中治療室（ICU）に入院している患者は，重症度が高いため，脆弱性が高く，比較的軽微なきっかけでせん妄を起こします．

　では，せん妄を起こしやすい，ハイリスク患者（predisposing factors/vulnerable）はどんな人でしょうか？　簡単にいうと，脳のストレスに対する耐容能が乏しい人たちです．心臓にたとえるなら，冠動脈に狭窄のある人がストレステストを受けて狭心症を起こすようなものです．

　表2は，これまでに発表された論文の中から病棟ごとの相対リスクをまとめたものです．どのような入院患者にアンテナを張ればよいのか，参考にしてほしいと思います．最近の前向き観察試験の報告では「ICU滞在」「頻繁な病室の変更」「時計とメガネの欠如」「病室での家族の不在」などがせん妄の原因として取り上げられました[8]．

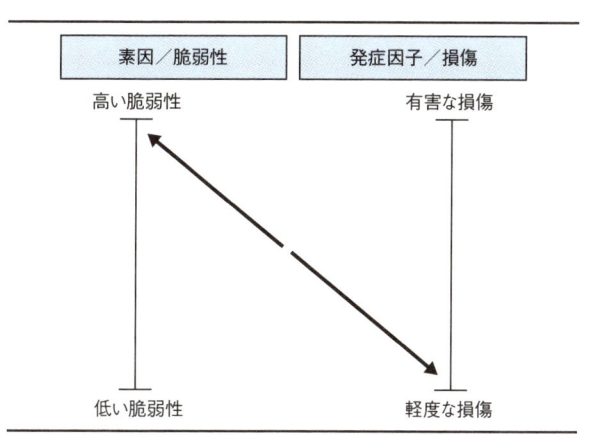

図2　せん妄につながる要因．

文献6）7）より

表2 せん妄のハイリスク患者［数値は相対リスク（RR：Relative Risk）］

リスク因子	内科病棟	非心臓手術後	心臓手術後	ICU
認知症	2.3〜4.7	2.8		
認知機能障害	2.1〜2.8	3.5〜4.2	1.3	
せん妄の既往		3.0		
身体機能障害	4.0	2.5〜3.5		
視力低下	2.1〜3.5	1.1〜3.0		
聴力低下		1.3		
複数合併症	1.3〜5.6	4.3		1.1
うつ病	3.2		1.2	
脳梗塞の既往			1.6	
アルコール乱用歴	5.7	1.4〜3.3		
高齢	4.0	3.3〜6.6		1.1

文献8) より

　上記の背景をもつ患者にさまざまな環境因子や発症因子が作用して「せん妄」は誘発されます．環境因子や発症因子を「理解」することは，すなわち「治療」にもつながります．つまり，せん妄の治療はその原因を「除去」，もしくは「改善」すればよいのです．

　それともう1つ，心がけてほしいのは，

高齢者に対する多剤併用（polypharmacy）は医療者の大罪

　だということです．病態生理の話をすると，せん妄と大きく関連する神経伝達物質はドパミン過剰とアセチルコリン欠乏というのが最新の考え方です．どちらも高齢者で使用頻度の高い治療薬（パーキンソン病治療薬，泌尿器系治療薬）の影響を受けがちなので，注意が必要です．アメリカで medication list「biopsy」と表現されるように，入院患者の薬物リストを見直すことは重要です．

　まずは中枢神経作用をもつ薬から気を配りましょう．特に，

忘れがちなのが，抗ヒスタミン薬

　です．鎮静作用をもつこの初期の抗ヒスタミン薬は，ついつい「軽い眠剤」として処方されがちですが，使う前に「なぜ眠くなるのか…？」を考えねばなりません．中枢神経に作用するのは H1-3 受容体のうち，H-1 受容体です．ジフェン

ヒドラミン（diphenhydramine）に代表される第一世代抗ヒスタミン薬は，ムスカリン受容体阻害薬，鎮静剤，抗精神病薬と類似の化学構造をもち，ほかの神経伝達物質にも影響してしまうのです．実際に，中枢神経内には64,000以上のヒスタミン産生ニューロンがあるといわれ，覚醒の日内変動，学習と記憶，体液バランスの維持，食欲，体温調整，心血管系の調整，ストレスに対するACTH（副腎皮質刺激ホルモン）とエンドルフィン分泌にかかわります．

そして寝る前に抗ヒスタミン薬を服用すると，REM睡眠導入時間を延長させ，REM睡眠持続時間を短縮します．この結果，質の悪い睡眠となり，「日中の注意力の低下」「記憶力の低下」「運動感覚の鈍麻」，さらなる「不眠」などの悪循環が生じてしまうのです[8]．特に半減期の長いものは，要注意です．第二世代といわれるセチリジン（cetirizine）も睡眠障害のリスクの点で怪しいため，かゆみに対しては，中枢神経作用のないフェキソフェナジン（fexofenadine）を用いましょう．

薬剤だけではありません．せん妄の誘発因子は表3のように山ほどあります[9]．

そんなに覚えきれないよー，という方には**ICU-DELIRIUMS**という語呂合わせを紹介します（表4）[10]．

表3　せん妄の誘発因子　［数値は相対リスク（RR：Relative Risk）］

リスク因子	内科病棟	非心臓手術後	ICU
複数投薬	2.9		
抗精神病薬	4.5		
鎮静薬投与			4.5
身体抑制	3.2〜4.4		
尿道カテーテル留置	2.4		
血清 Urea 上昇	5.1		1.1
BUN/Cre 比上昇	2.0	2.9	
電解質異常		3.4	
代謝性アシドーシス			1.4
感染症			3.1
心臓以外の胸部手術		3.5	

文献9）より

表4 せん妄の環境因子 ICU-DELIRIUMS

Iatrogenic exposure	あらゆる検査や治療介入
Cognitive impairment	認知機能障害
Use of restraints and catheter	抑制や尿道カテーテル使用
Drugs	薬物
Elderly	65歳以上
Laboratory abnormalities	特に低ナトリウム血症，高窒素血症，黄疸，低カルシウム血症，代謝性アシドーシス
Infection	特に敗血症，尿路感染症，肺炎
Respiratory	低酸素血症，高炭酸ガス血症，COPD，肺塞栓
Intracranial perfusion	頭蓋内病変，低血圧，異常高血圧
Urinary/fecal retention	尿閉，便秘
Myocardial	心不全，不整脈，心筋梗塞
Sleep and sensory deprivation	不眠，睡眠サイクル異常，メガネや補聴器の欠如

COPD：慢性閉塞性肺疾患

文献10) より

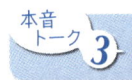

3 Hyper or Hypo？ 低活動性せん妄を見落とすな！

　不穏，幻覚，妄想などをきたす「**過活動性せん妄（hyperactive delirium）**」は目立つため診断しやすいのですが，じつは頻度からいうと「**低活動性せん妄（hypoactive delirium）**」のほうが過活動性せん妄よりも多いと報告されています[11].

　アメリカの Vanderbilt 大学での調査で，内科 ICU に入室した18歳以上の患者614名を分析したところ，せん妄の発生率は71.8％で，そのうち混合型が54.9％，低活動性せん妄が43.5％，過活動性せん妄が1.6％という内訳でした．低活動性せん妄を起こした患者はそうでない群と比較して年齢が高く，貧血やベンゾジアゼピン系薬の使用などが頻度の高いリスク因子でした．また，低活動性せん妄の患者のほうが，他のタイプのせん妄よりも6カ月後の死亡率も高い傾向（32％ vs 9％）にありました．

　診断に Confusion Assessment Method（CAM）を用いる点は似ているのですが，低活動性せん妄は静かに寝ているようにみえることも多いので気づきにくいので

す. 低活動性せん妄の定義は，CAM-ICU スコアが陽性の期間のうち，毎日の RASS スコアが 0 から −3 であった場合とされます（表5）[12]．日内変動もあるため，臨床的に疑いが強ければ，1 日に複数回のチェックが望ましいですね.

では，低活動性せん妄の治療に関してはどうでしょうか？ 2013 年に発表された米国集中治療学会の痛み（Pain），不穏（Agitation），せん妄（Delirium）（PAD）ガイドライン[13] では，せん妄に対する薬物治療を推奨していません．クエチアピン（quetiapine）を用いることが低活動性せん妄の期間短縮と関連していたとする後ろ向き観察研究[14] はありますが，これまでに良質の前向きランダム化比較試験（RCT）はありません．よって，低活動性せん妄の対応としては，他のタイプのせん妄と同様であり，原因やストレス要因をできるだけ軽減し，平常時の状態に近づけることがポイントです.

表5 RASS (Richmond Agitation-Sedation Scale)

スコア	用 語	説 明	
+4	好戦的な	明らかに好戦的な，暴力的な，スタッフに対する差し迫った危険	
+3	非常に興奮した	チューブ類やカテーテル類の自己抜去，攻撃的な	
+2	興奮した	頻繁な非意図的な運動，人工呼吸器ファイティング	
+1	落ち着きのない	不安で絶えずそわそわしている，しかし動きは攻撃的でも活発でもない	
0	意識清明な落ち着いている		
−1	傾眠状態	完全に清明でないが，呼びかけに 10 秒以上の開眼およびアイ・コンタクトで応答する	呼びかけ刺激
−2	軽い鎮静状態	呼びかけに 10 秒未満のアイ・コンタクトで応答	
−3	中等度鎮静	呼びかけに動き，または開眼で応答するがアイ・コンタクトなし	
−4	深い鎮静状態	呼びかけに無反応，しかし身体刺激で動くまたは開眼	身体刺激
−5	昏 睡	呼びかけにも身体刺激にも無反応	

文献 12) より改変

4 There is no magic bullet.
多職種で力を合わせて予防に努めよ！

いったん「せん妄」と診断したら，何かいい薬はないのでしょうか…？

残念ながら magic bullet（特効薬）はありません

ハロペリドール（haloperidol），クエチアピンなどが登場することはありますが，長期使用で死亡率を上げてしまうという報告もみられます．DART-AD 試験が有名ですね[15]．24 カ月後の死亡率はなんと 71％，そして NNH：Number-needed-to-harm は，なんと「4」！

最新のものとしては，2017 年にオーストラリアから多施設合同の RCT が報告されました[16]．緩和ケア対象者で過活動性せん妄を呈した患者 247 名を調査し，多職種による支持療法に加えてハロペリドール，リスペリドン（risperidone）を投与した群では有害事象（錐体外路症状）や死亡率が増え，プラセボ群よりもせん妄を抑制できないことが示されました．これも，対症療法としての抗精神病薬の積極的な使用を控える根拠になります．

そもそも「せん妄」という状態はさまざまな原因が複合した結果の表現形なので，治療も単一の病態生理で説明がつくものではありません．だから「治療法は単純ではない」のです．しかし，「誰が起こしやすいのか…？」という予想はつくので，要注意人物をみつけた場合は，全力で予防に努めましょう．

それからホスピタリストとして，

ベンゾジアゼピン系薬物の使用には「罪悪感」をもちましょう

ガイドラインでさんざん注意が喚起されているにもかかわらず，せん妄の治療としてベンゾジアゼピン系薬物は現場で使用されています．「治療」というよりは「対症療法」としての位置づけでしょうが，せん妄を悪化させるというエビデンスがたくさん出ている以上，全力で使用を制限できるよう頑張りましょう．安易な睡眠薬や鎮静剤の使用は，「過活動性せん妄を低活動性せん妄に変換させ

る」リスクがあり，前述したように，予後が悪くなるかもしれません．

●誰か助けて！　HELP って「何」？

ホスピタリストも含め，多職種で複合的に予防に努めるプログラムの草分け的存在として，1999 年に Inouye らによって提唱された **HELP** を紹介しましょう．まさに助けを求めている高齢者を多職種で支えよう！　という気合を感じるいいネーミングの取り組みですね．

HELP とは，Hospital Elder Life Program の略であり，病棟における高齢者ケアの 1 つのモデルです．以下の 6 項目から成り立ちます．このプログラムを実践することで，せん妄の発生が約 3 割減少し，入院費の削減にもつながるというのが初期の報告です．

●HELP とは…？

① 見当識，認知の保持（日時，場所などをくり返し伝えて意識してもらう）

② 睡眠の確保

③ 寝たきり予防，運動障害サポート

④ 視力ケア

⑤ 聴力ケア

⑥ 脱水予防

基本的には，入院環境が自宅環境とかけ離れないように，メガネ，補聴器，歩行補助具などを自宅から取り寄せ，日中は体を動かして夜はしっかりと眠れるように環境調整をするのがポイントです．自宅にいると，食事，トイレ，入浴などで無理矢理にでも体を動かすのですが，入院するとトイレは床上排泄，食事は配膳，ベッドから動こうとしたらアラームなど，あまりにも動くのを制限されてしまいがちですよね．理学療法士がサポートできるのがせいぜい 1 日 1 回の限られた時間であることを考えると，病棟スタッフが一丸となって 24 時間体制でサポートすることの意義は大きいです．

さまざまな予診表が活用されていますが，入院時に看護師がスクリーニングするところが多いのではないでしょうか．アメリカだとソーシャルワーカーやケー

スマネージャーが本人や家族に聞き取り調査をして多角的に情報収集をしています.

●総力を尽くすのは，手間とお金がかかってしまう（!?）

　HELP の欠点としては，マンパワーと環境整備のためにコストが高いという指摘があります．例えば，アメリカの場合ですが，あるコスト分析試験[17] では，HELP を正規に導入したら患者 1 人あたり 325 ドルかかり，1 件のせん妄を防ぐのに必要な介入数（NNT）は「20」と評価されました．これはつまり，1 件のせん妄を予防するのに約 6,000 ドルかかってしまう計算になります．

　その後，HELP を調整して導入した結果が報告され，コスト削減しながらも平均約 2 日間の在院期間短縮につながった報告もあります．コスト削減に大きく寄与したのは，新たにせん妄予防専門のスタッフを採用するのではなく，既存のスタッフを教育することと，不要な検査（頭部 CT，脳波，腰椎穿刺）や不要な薬物（抗精神病薬，抗不安薬）投与を避けるよう病棟スタッフをトレーニングすることでした.

本音トーク5　せん妄が退院後に与える影響は甚大である

　担当医として「入院中にせん妄から完全に回復した！」と強く感じて退院させることよりも，「なんかまだ雲行きが怪しいけど，自宅に戻ったらいつもの環境だし，きっとよくなっていくだろう」と思いながら退院してもらうという，ケースはないでしょうか？　そうした場合，家族からしたら「えっ!?　こんな状態で帰れっていうのですか…??」と反発を受けてしまい，板挟みにあうこともあるでしょう.

　じつは，せん妄の回復期間はまちまちであり，退院後も 6 カ月先まで遷延するという報告もあります．入院期間の短いアメリカは，自宅退院が困難な人は早期にナーシングホーム（Skilled Nursing Facility；SNF）に転院することもあるので，なかなか統計が取りにくいのが現状ですが，決して楽観できる状況ではありません.

　もう 1 つ怖いのは，入院中にせん妄を起こした人の死亡率は「一般病棟発症で 1.5 倍」「ICU 発症で 2〜4 倍」高くなるという観察結果です[18]．回復するまでの

間に誤嚥，転倒，脱水などで再入院してしまうという負のスパイラルは避けたいところです．なので，せん妄は起こってから「対処」よりも，「予防」が大事ですね．ホスピタリストとしてぜひ心がけてみてください．

［野木真将］

あめいろぐ Conference

1. 病棟において，まずは「せん妄の見逃し」に注意する
2. 患者の「日常」や「病気でないときの様子」を多面的に把握する
3. 「ハイリスク患者」と「ハイリスク環境」を分けて捉える
4. せん妄の誘発因子は「ICU-DELIRIUMS」で探る
5. せん妄に特効薬なし，多職種で力を合せて予防する

あめいろぐ 関連ブログ記事はこちら

1. 「教えてドクター Q & A：睡眠薬」
   (http://ameilog.com/c/qa/view/11)

2. 「アメリカ市販薬情報：不眠 (薬品分類：睡眠補助薬，薬局陳列：Sleep Aid)」
   (http://ameilog.com/c/otc/symptom/sleep)

3. 「アメリカ市販薬情報：DIPHENHYDRAMINE (ディフェンヒドラミン)」
   (http://ameilog.com/c/otc/view/diphenhydramine)

● 文献

1) Inouye SK, van Dyck CH, et al. Clarifying confusion：the confusion assessment method. A new method for detection of delirium. Ann Intern Med. 1990 Dec 15；113 (12)：941-8.
2) Inouye SK, Westendorp RGJ, et al. Delirium in elderly people. Lancet. 2014 Mar 8；383 (9920)：911-22, ．
3) Fick DM, Inouye SK, et al. Preliminary development of an ultrabrief two-item bedside test for delirium. J Hosp Med. 2015 Oct；10 (10)：645-50.
4) Steis MR, Evans L, et al. Screening for delirium using family caregivers：convergent validity of the Family Confusion Assessment Method and interviewer-rated Confusion Assessment Method. J Am Geriatr Soc. 2012 Nov；60 (11)：2121-6.
5) http://www.hospitalelderlifeprogram.org/uploads/disclaimers/FAM-CAM_Manual_9-9-14.pdf.
6) Inouye SK, Charpentier PA. Precipitating factors for delirium in hospitalized elderly persons. Predictive model and interrelationship with baseline vulnerability. JAMA. 1996 Mar 20；275 (11)：852-7.

7) Ely EW, Siegel MD, et al. Delirium in the intensive care unit : an under-recognized syndrome of organ dysfunction. Semin Respir Crit Care Med. 2001 ; 22 (2) : 115-26.

8) Church MK, Church DS. Pharmacology of antihistamines. Indian J Dermatol. 2013 May ; 58 (3) : 219-24.

9) Inouye SK, Westendorp RGJ, et al. Delirium in elderly people. Lancet. 2014 Mar 8 ; 383 (9920) : 911-22.

10) Morandi A, Jackson JC. Delirium in the Intensive Care Unit : A Review. Neurologic Clinics of NA. Elsevier Inc ; 2011 Nov 1 ; 29 (4) : 749-63.

11) Peterson JF, Pun BT, et al. Delirium and its motoric subtypes : a study of 614 critically ill patients. J Am Geriatr Soc. 2006 Mar ; 54 (3) : 479-84.

12) Sessler CN, Gosnell MS, et al. The Richmond Agitation-Sedation Scale : validity and reliability in adult intensive care unit patients. Am J Respir Crit Care Med. 2002 Nov 15 ; 166 (10) : 1338-44.

13) Barr J, Fraser GL, et al. Clinical Practice Guidelines for the Management of Pain, Agitation, and Delirium in Adult Patients in the Intensive Care Unit. Critical Care Medicine. 2013 Jan ; 41 (1) : 278-80.

14) Michaud CJ, Bullard HM, et al. Impact of Quetiapine Treatment on Duration of Hypoactive Delirium in Critically Ill Adults : A Retrospective Analysis. Pharmacotherapy. 2015 Aug ; 35 (8) : 731-9.

15) Ballard C, Hanney ML, et al. The dementia antipsychotic withdrawal trial (DART-AD) : long-term follow-up of a randomised placebo-controlled trial. The Lancet Neurology. 2009 Feb ; 8 (2) : 151-7.

16) Agar MR, Lawlor PG, et al. Efficacy of Oral Risperidone, Haloperidol, or Placebo for Symptoms of Delirium Among Patients in Palliative Care : A Randomized Clinical Trial. JAMA Intern Med. 2017 Jan 1 ; 177 (1) : 34-42.

17) Rizzo JA, Bogardus ST, et al. Multicomponent targeted intervention to prevent delirium in hospitalized older patients : what is the economic value? Med Care. 2001 Jul ; 39 (7) : 740-52.

18) Buurman BM, Hoogerduijn JG, et al. Geriatric conditions in acutely hospitalized older patients : prevalence and one-year survival and functional decline. PLoS ONE. 2011 ; 6 (11) : e26951.

7. 入院後の血糖マネジメント

Insanity is the process of doing the same thing over and over again and expecting different results.

—— *Albert Einstein*（1879～1955）

（時代遅れのインスリンスライディングスケールを続けることに対して）同じことをくり返しくり返し続けて状況が改善することを期待するのは「狂気」という.

本音トーク 1 入院中の血糖上昇は戦闘体制！ インスリンで対応せよ

身体的，および精神的ストレス下では，グルカゴンやカテコラミンの影響で「血糖は上昇傾向」にあります．入院中の患者は特に「感染症」「痛み」「ストレス」などさまざまな要因と戦っているため，まさに戦闘状態！　普段の外来管理状態とは異なるため，ホスピタリストたるもの内服薬による血糖管理は気をつけたいものです．特に，敗血症などがあると腎機能も変化しやすいため，スルフォニルウレア (SU) 剤やメトフォルミンなどは入院時に中止することが勧められています．

「疾患による血糖上昇」だけでなく，「医原性の血糖上昇」もありますよね？特にステロイド投与中．入院前に糖尿病の診断がない患者でもステロイドによる反応は予想できないので，投与中はしっかりと血糖測定をしたいものです．

「高齢者の入院後の血糖上昇」もよくみられる現象です．高齢者では，食事に反応するインスリン分泌の低下や，末梢組織（特に筋肉）での血糖取り込みの低下により高血糖が出やすいです．また，高齢者では内臓脂肪増加によって TNF-α やインターロイキン-6 の分泌が多く，糖代謝に悪影響を及ぼす薬剤（利尿薬，β 阻害薬，ステロイド）の使用頻度が高くなります．気をつけたいのは，血糖コ

ントロールの臨床試験の中には高齢者を除外している場合があることです．そして高齢者の場合はケースバイケースで考えて，ある程度の高血糖は許容して，低血糖を防ぐことが「転倒」や「せん妄」の予防に役立ちます．

● 血糖上昇のパターン認識
1. 身体的・精神的ストレス下における血糖上昇
2. 疾患による血糖上昇
3. 医原性の血糖上昇
4. （高齢者の）入院後の血糖上昇　など

アメリカ糖尿病学会（ADA）の指針[1]では，基本的に入院中の血糖管理はインスリンを推奨しています．それも，**持続型インスリン**と毎食前の**速効型インスリン**の併用，

いわゆる，強化インスリン療法が推奨です[2]

入院前にインスリンを使用していた患者は，入院時の状態で食欲が落ちて摂食量が減ることも予想されるため，通常は25％ほど減量した量から開始します．入院前にインスリン未使用の患者では，体重ベース（0.3〜0.5 unit/kg/day）で計算した「一般的な1日必要量（total daily dose；TDD）」をまずは計算し，それに安全係数の25％を減らしたものを「安全係数を考慮した実際の投与開始量」とします．安全係数を考慮した実際の投与開始量の50％を持続型インスリン，残りの50％を3分割して毎食前の速効型インスリン投与量とします．

このレジメンの代替案として，一般的に入院後には食欲が落ちて，さらに毎食の摂食量が均一でない可能性もあるため，持続型インスリンに加えて，食前血糖に合わせたスライディングスケールの速効型インスリンを加えてもよいのではないか，というのが Basal PLUS trial[3] の結論でした．

「24時間作用型のものを打って，途中で絶食などになったら困りませんか…？」という意見もありますが，正常血糖を目指すのではなく，高血糖を防ぐことが目的なので，長時間作用のインスリン［インスリングラルギン（insulin glargine）；ランタス（Lantus）®，インスリンデテミル（insulin detemir）；レベミル（Levemir）®］

は（安全係数をかけて）やや少なく見積もって開始します．くり返しになりますが，

TDD 0.3〜0.5 unit/kg/day から 25%減らしたものが 「安全係数を考慮した実際の投与開始量」

です．

「そうはいっても，入院前はインスリンを使ってなかった人だと，皮下注射を嫌がるんですよ」という意見もごもっともです．そこで，内服薬による院内高血糖管理が調査されてきました．心不全，腎不全などいろいろな制約がある中で，もっとも安全に効果が見込めるクラスの内服薬として「インクレチン作動薬」，特に「dipeptidyl peptidase (DPP)-4 阻害薬」に注目が集まっています．2016 年の ADA 総会ではシタグリプチン（sitagliptin）[4] と持続型インスリンの併用療法やサキサグリプチン（saxagliptin）を好むトライアル結果が報告されました．筆者は腎機能による投与量調整が不要なリナグリプチン（linagliptin）が好きです．

「高血糖を防ぐ」の定義は？　と聞かれると，現状のエビデンスでは ICU 入院中の患者において目標血糖管理が 180 以下となっていること以外は良質なエビデンスが乏しいため，一般病棟でも同様に「食前血糖＜180 mg/dL」が観察された時点からの介入を勧めます．

さて，高血糖の弊害はなんでしょうか？　浸透圧利尿による脱水が進むというのが簡単な説明ですが，最近の研究で判明してきた分子レベルでの弊害は以下の通りです．これをみると，術後や感染症治療中により気を使って血糖を管理したほうがよいように思います．

●高血糖の弊害とは？

1. 白血球機能の低下
2. マクロファージの貪食能の低下
3. 殺菌作用の低下
4. 好中球遊走機能の低下
5. 創部の治癒遷延
6. NF-κB の活性化による炎症性サイトカインの分泌

Leuven Surgical Trial を皮切りに，ICU での厳しい血糖管理も研究[5]さ
れましたが，概して低血糖というリスクを生む結果となり，推奨する根拠に乏し
いです．特に有名なのは NICE SUGAR study です．「80〜110 mg/dL」という厳
格な血糖管理群は，90 日死亡率が高く，より低血糖合併症の頻度が高いという結
果でしたね．ホスピタリストとして印象深かったのが，多くの血糖管理トライア
ルはインスリン持続静注を用いて研究されてきた点[6]です．インスリン持続静注
によって，急激に変わる病態に対応しやすくなり，インスリン必要量も明確にわ
かります．当院（Queen's Medical Center）では，血糖値が「300〜400 mg/dL」に
上昇してきたら ICU に移ることなく，一般病棟でもインスリンの持続静注を開
始できる，という点に看護師も協力してくれるのはありがたいです．

本音トーク 2 「基礎インスリンなし」のスライディングスケールはやめよう

基礎インスリン投与をともなわない「インスリンスライディングスケール」と
いうプロトコルは自施設にありますか？　私が研修医のときには，病棟のベテラ
ン看護師から教わったものです．これって，とても古くからあるのですが，歴史
的にいくどとなく批判されてきたにもかかわらず[7]，今でも広く普及している不思
議な伝統芸のようなものです．

スライディングスケールの成り立ちはマサチューセッツから始まります．糖尿
病管理のパイオニアであり，アメリカの Joslin Diabetes Center の創設者 Dr. El-
liot Joslin が開発者として有名です．1930 年当時は指先で血糖測定を簡便にする
方法が確立されておらず，尿中の糖を測定し，それに応じてインスリンの投与量
を決めるというものでした．これは「Rainbow Coverage」と呼ばれました．なぜ
か？　それは当時，尿糖の定量も難しい時代で，硫化銅を含む試薬（Fehling's
solution）を尿検体に加えて加熱すると，銅と反応して尿糖の量に応じて色が鮮
やかに変化する（Fehling's test）ことからとられました（図 1）．つまり，少量の
尿糖なら緑，中程度の尿糖なら黄色，大量の尿糖ならオレンジ色という感じで
す．これはなんと 1970 年代に現在の指先での血糖測定装置が開発されるまでの

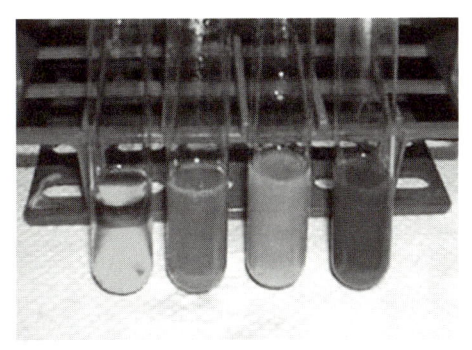

図1 Fehling's test の様子. 左から右にかけて尿糖が多くなっている

50年間，臨床のプラクティスでした．

そこで，Dr. Joslin は Fehling's test の結果に応じてインスリン投与を表1のように設定して看護師に指示していました．狙いは「尿糖が消失するまで投与する」というものでした[8]．

1970年代になってから毛細血管での血糖測定が簡便にできるようになり，Skyler ら[9] によってこの尿糖ベースのスライディングスケールは血糖ベースのものに変換されて普及していきました．

表1 Dr.Elliot Joslin による最初のインスリンスライディングスケール（1934）

Fehling's test での尿の色	レギュラーインスリンの投与量
青色，緑色	0単位
黄色，黄緑色	6単位
赤色，オレンジ色，茶色	10単位

文献8）より作成

しかし，「スライディングスケールは後追いに過ぎなく，正確な血糖管理には不向きである」とその後，いくつかの論文でこっぴどく批判されながらも使われ続けてきました．過去にスライディングスケールを表現してきた有名な言葉としては，「考えなしの医療（mindless medicine）」「思考の停止（paralysis of thought）」「無益の行動（action without benefit）」「血糖の不安定管理誘発因子（recipe for diabetic instability)」「過去の遺物（relic from the past）」などがあります．1966 年から 2003 年まで 52 もの論文が発表されて，「ただの一度も」有益であるというエビデンスを示したことはありません[10]．

ADA の推奨では，基礎インスリンなしのスライディングスケールは勧めていません．基礎インスリンなしに食前の血糖値に合わせて速効型インスリン投与量を決めるのはどうしても過小評価になることは想像つきますよね？　「なぜこれほどまでにスライディングスケールが人気なのか…？」は不明ですが，看護師にとっては明確な指示で，医師を煩わせることなく迅速にインスリン投与ができるため，実施側の要因が大きいのかもしれません．

この誤解に終止符を打とうとして，先程のスライディングスケール批判の論文を発表したエモリー大学の Umpierrez らのグループがランダム化比較試験（RCT）を組んでエビデンス構築を狙いました．

2007 年の RABBIT2 trial[11] では，糖尿病の診断をもつ内科入院患者の血糖管理をスライディングスケールのみの群と強化インスリン療法群とで比較した結果，後者の強化インスリン療法群のほうが目標血糖（＜140 mg/dL）を達成できました（66% vs 38%）．そしてスライディングスケール群のうち 14％の患者では，インスリン投与量を増量した「インスリン抵抗性あり」スケールに調整されても，入院病日 4 日目でまだ血糖値＞240 mg/dL のままであり，プロトコルに従って強化インスリン療法に切り替えられて目標血糖に到達しました．両群間で低血糖や在院日数延長などの有害事象に統計学的に有意な差はありませんでした．個人によってインスリン抵抗性も異なるアメリカでも，強化インスリン療法を全例に実施する優位性と安全性が証明されたのは注目に値します（図 2）．

注意点としては，ステロイド投与患者は除外されたという点です．習慣とは恐ろしいものです（Old habits are hard to change）．スライディングスケール依存の管理，見直しましょう．

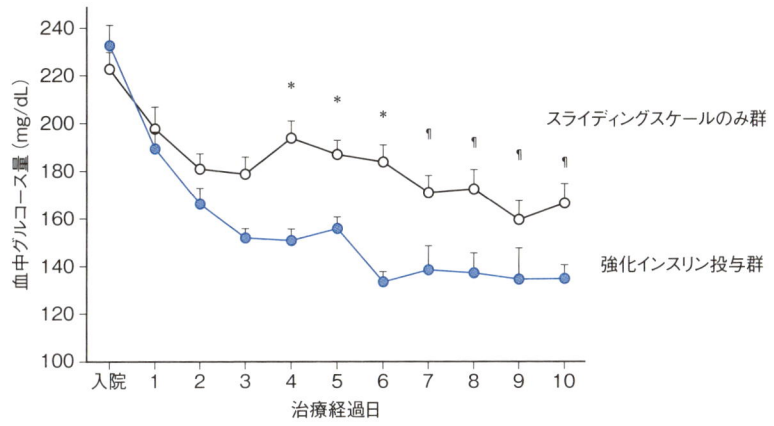

図2 RABBIT2 trial の結果.
長時間作用型のインスリングラルギン＋速攻型のインスリングルリシン投与の強化インスリン群 (●) およびスライディングスケールのみの群 (○) の入院後 10 日までの血糖値変動

文献 11) より引用

本音トーク ③ 低血糖の予防と対応はプロトコルで！

血糖測定をして，低血糖を認めたときには，どのように対応していますか？

まず，症状の有無を確認すべきではありますが，看護師が医師を呼んで 50 %ブドウ糖液の静注指示を待っているあいだ，患者はつらい思いをします．私の施設では，症状が軽めで血糖値が 60 以下の場合には看護師の判断でジュースなどが患者に与えられ，低血糖と一致する症状がはっきりある場合には，まず 50 %ブドウ糖液の静注が投与されるようにするプロトコルがあります．食事摂取量が低下してきた場合には，院内の糖尿病教育チームに連絡がいき，持続型と速効型インスリンの投与量が減量されます．このように防げる院内の合併症は，アメリカの病院では多職種連携で対応していきます．

低血糖管理のプロトコルはピッツバーグ大学病院のものなど有名なのはありますが，ここでは南カロライナ大学病院のものを紹介します（図3，4）．
なんでもプロトコル化するのは一長一短ありますが，入院中の血糖管理に関し

ては推奨されています．そして次に，アメリカで糖尿病管理の施設認定〔Joint Commission-ADA（JC-ADA）Advanced Disease-Specific Care Certification Requirements for Inpatient Diabetes Care〕を受けるために病院が満たしていないといけない 15 項目（Standards）を紹介します（表 2）[12]．

表 2 糖尿病管理施設認定のためのガイドライン

```
 1. 入退院時に糖尿病の正確な診断名を記載（1 型，2 型，妊娠糖尿病など）
 2. 入院の 90 日以内に測定されていなければ，HgbA1c を入院中に測定
 3. 糖尿病をもつすべての入院患者に，入院中の血糖測定をオーダー
 4. ICU/ICU 以外の指標にあった入院中の血糖管理目標を設定
 5. 基礎，食前，そして追加インスリンの投与方法のオーダーセットを設定
 6. 静注インスリンを皮下注に切り替えるオーダーセットを設定
 7. 糖尿病食（炭水化物コントロール食）の設定
 8. 静注インスリンプロトコルを設定
 9. 成人と小児の低血糖時の対応プロトコルの設定
10. ナースによる糖尿病管理の現状アセスメントを入院時に実施
11. 個別化した糖尿病管理プランの設定と実施
12. 糖尿病全般の患者教育プランと配布資料の設定
13. インスリンポンプのオーダーセット，コンプライアンス評価と管理フローシートの設定
14. 成人と小児の糖尿病管理チームの設定
15. 糖尿病をもつ患者の退院時教育とフォローアッププランの設定
```

文献 12）より引用

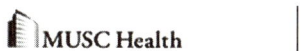

MUSC Health
南カロライナ大学病院

成人の低血糖予防と管理に関する待機指示一覧

患者名：＿＿＿＿＿＿＿＿＿＿＿＿＿＿
カルテ番号：＿＿＿＿＿＿＿＿＿＿＿＿

アレルギー：1.＿＿＿＿＿＿　2.＿＿＿＿＿＿　3.＿＿＿＿＿＿　4.＿＿＿＿＿＿

体重＿＿＿＿＿＿ kg　身長＿＿＿＿＿＿ cm

1. 低血糖リスクが高い患者を把握する

1型糖尿病	肝疾患	インスリン投与（静注もしくは皮下注）
2型糖尿病	敗血症	経口血糖降下薬使用
妊娠	ショック	ステロイド漸減中
高浸透圧性高血糖	脳卒中	経静脈栄養，経管経腸栄養の中断
糖尿病性ケトアシドーシス	心不全	経口摂取不良
線維性膵胞症関連の糖尿病	アルコール依存症	多剤併用
膵機能障害	熱傷	低アルブミン血症
低栄養	急性の意識障害	高カリウム血症の治療
低血糖を自覚できない状態	慢性腎不全	過去 24 時間以内に低血糖イベント

低血糖を起こす薬剤：非選択的β阻害薬，コニバプタン，エタクリン酸，フルオロキノロン系抗菌薬，オクトレオチド，ペンタミジン，キニーネ，ACE 阻害薬，サルファ剤

2. 患者の基礎疾患に合わせて，別紙（図 4）の成人低血糖対応プロトコルに従って治療する．

3. 手術前の絶食状態など低血糖状態が起こることが予想される場合は，ベッドサイドの迅速血糖測定装置を用いて看護師の臨床判断で血糖をモニタリングする．

4. 24 時間以内に低血糖発作を呈した患者は，再度低血糖になる危険性が高いため，看護師の判断で適時血糖モニタリングをする．

5. 低血糖対応プロトコルに従って，経口ブドウ糖 16g を投与する（経鼻経管チューブから投与する場合は粉砕可能）．

6. 低血糖対応プロトコルに従って，50%ブドウ糖液を静脈注射する．

7. 低血糖対応プロトコルに従って，グルカゴンの筋肉注射する．

8. もし 8 時間以内にインスリンを投与された患者の経口摂取に変化が出たり，予定の手術に変更が出た場合にはオンコールの医師に連絡をして追加の指示を受ける．

9. もし患者が血糖値 50mg/dL 以下の重度な低血糖発作を 2 回起こしたら，10%ブドウ糖液の持続静注を最低 2 時間は実施し，オンコールの医師に連絡をして追加の指示を受ける．

10. もし持続的な経腸栄養とインスリン投与を受けていた患者が，短期もしくは長期の経管栄養の中断を受ける場合は，同量の速度で 10%ブドウ糖液の持続静注に切り替えてオンコールの医師に連絡をして追加の指示を受ける．

11. 看護師は「糖尿病モニタリングおよびインスリン投与記録フローシート」にすべての記録と投与歴を記入する．

待機指示開始看護師署名＿＿＿＿＿＿＿＿＿＿＿＿　日付＿＿＿＿＿＿　時間＿＿＿＿＿＿

図 3　南カロライナ大学病院の低血糖管理のプロトコル①（プロトコルの運用方法）

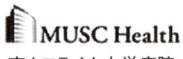
MUSC Health

南カロライナ大学病院

成人の低血糖予防と管理に関する待機指示一覧

患者名：＿＿＿＿＿＿＿＿＿＿＿＿＿＿

カルテ番号：＿＿＿＿＿＿＿＿＿＿＿＿

介入手順

1. 妊娠中でない患者では血糖値 70 mg/dL 以下で低血糖プロトコルを開始する.
2. 妊娠中の患者では血糖値 60 mg/dL 以下で低血糖プロトコルを開始する.
3. 下記の表を元に低血糖に対応する.

患者の状態	対応手順
患者は絶食, もしくは 意識障害がある. そして **末梢輸液ルートがある場合**	1. 下記の量の 50% ブドウ糖輸液を下記の量を静注投与する. 　・血糖値 60〜69 mg/dL では 7.5 g ブドウ糖を投与 　・血糖値 50〜59 mg/dL では 10.0 g ブドウ糖を投与 　・血糖値 30〜49 mg/dL では 12.5 g ブドウ糖を投与 　・血糖値 30 mg/dL 未満では 15g ブドウ糖を投与 2. 意識混濁した患者では気道, 呼吸, 脈拍を確認する. 3. 可能であれば, 側臥位にして誤嚥を予防する. 4. 痙攣対策を実施する. 5. ブドウ糖静注後は 30 分後に血糖測定して, 血糖値 70 mg/dL 以上になるまでくり返す. 6. 血糖値 40 mg/dL の場合は意識状態を再確認する.
患者は絶食, もしくは 意識障害がある. そして **末梢輸液ルートがない場合**	1. グルカゴン 1mg を筋注する. 2. 意識混濁した患者では気道, 呼吸, 脈拍を確認する. 3. 可能であれば, 側臥位にして誤嚥を予防する. 4. 痙攣対策を実施する. 5. 末梢輸液ルートを確保する. 6. ブドウ糖静注後は 30 分後に血糖測定して, 血糖値 70 mg/dL 以上になるまでくり返す. 7. 血糖値 40 mg/dL の場合は意識状態を再確認する.
患者は **食事と嚥下が可能** もしくは 経鼻経管チューブが挿入されている	1. 下記の中から 1 つ選んで炭水化物 16 g を摂取してもらう. 　　4 g ブドウ糖製剤を 4 錠 　　砂糖を大さじ 1 杯 　　炭酸飲料 (加糖) を 120 mL 　　ジュースを 120 mL 2. ブドウ糖静注後は 30 分後に血糖測定して, 血糖値 70 mg/dL 以上になるまでくり返す. 3. 低血糖が食後 1 時間以内か睡眠中に起こるようなら, 下記のように追加の食事を摂取してもらう. 　　牛乳を 240mL 　　クラッカー6 枚と大さじ 2 杯のピーナッツバター 　　クラッカー6 枚と 30 g のチーズ

4. 治療が開始されてから医師に電話する.
5. プロトコルを通じて投与した薬剤と理由などはすべて所定のフローシートに記載する.
6. 医師のアセスメントもしくは完全な食事を摂るまでは 60 分毎に血糖測定をする.
7. もし食事の予定時刻が血糖値 70 g/mL になった時点から 1 時間以内の場合は, 予定よりも早く食事をもってきてもらう.

図 4　南カロライナ大学病院の低血糖管理のプロトコル② (実際のプロトコル)

コラム ❶ 検査前の絶食って必要!?

　入院中には，造影 CT，内視鏡，胸腔穿刺，腹水穿刺など，さまざまな検査や手技がありますね．直接胃の中をみる上部消化管内視鏡検査や気管内挿管を要する全身麻酔の手術は絶食の必要性が理解できるのですが，その他のものはどうでしょう？

　以前に同僚が担当した高齢女性の患者の例ですが，上腹部痛の精査目的で入院してきた際に腹部エコーで胆嚢炎疑いがかかり，HIDA スキャンや造影 CT など諸々の検査を連日実施した影響で，入院期間の5日間をほとんど絶食で過ごしました．その間輸液を続けた結果，退院時には体重が3 kg 増加しました．そして退院後4日経ってから心不全で再入院することになりました．患者の満足度も低く，なんだか腑に落ちない結果となりました．

　腹部超音波検査は，食後に実施すると消化管ガスが邪魔となり正確な評価ができないのは理解できますが，造影剤を使用する CT や MRI 検査はどうでしょう？　施設による違いはあると思いますが，多くは検査前6～8 時間の絶食をプロトコルとして設定しているのではないでしょうか？理由としては，「造影剤アレルギーが出たときに，嘔気嘔吐が生じにくいように」という配慮かもしれません．過去のデータを見返してみると，初期のイオン性高浸透圧性造影剤は確かに2%程度の嘔吐リスクがありましたが，昨今の非イオン性造影剤では 0.3%ともいわれています．

　さらに，皮肉なことに絶食時間のせい

で，胃内 pH が低下して誤嚥の際の被害が大きくなるという可能性もあります．実際に，救急現場などでは絶食期間をおかずに造影 CT 検査を実施することもあり大きな問題を経験したことがありません．ドイツやフランスでは検査前の飲水や流動食程度は許容されていますし，システマチックレビューでも検査前の飲水を支持しています[13]．インスリン使用者や腎機能の変動しやすい入院患者を含め，全員を絶食にする必要はあるのでしょうか？

　メイヨークリニックでの経験を調査した論文を2つ紹介します．2013 年の調査[14]で，1年間で入院した成人患者のうち 3,641 件の絶食指示があり，全入院の46.6%で一度は絶食指示があったことになります．平均絶食時間は 12.8 時間であり，食事を2回スキップするのに相当しました．そのうち，1,130 件を詳しく分析したところ 263 件（23.3%）の絶食指示は不要であり，482 件（42.7%）は絶食指示が妥当であったが絶食時間が必要より長かったという結果でした．つまり，絶食指示の4分の1は不要であり，スキップされた食事のうち半分は本来食べることができたという計算になります．

　それでは，検査前の絶食に限定されたものではどうでしょう？　2017 年に報告された論文[15]では，同施設の 2013 年度のデータを分析し，絶食指示のうち19.8%がその後に検査や手技が行われず，医師が推測や「念のため」に絶食にしている現状が報告されました．また，この

論文では各種検査や手技の現状（乏しい）エビデンスをわかりやすくまとめており，絶食が不要なもの（造影 CT 検査，腎臓超音波検査，血管造影検査，超音波下での胸腔や腹腔穿刺など）や 2 時間の絶食時間で実施可能なものと比較して，実施床では絶食時間を長め（平均 10.9 時間）にとっているいる現状を報告しています．ただし，患者の状態によっては胃内容物の排出時間や気道確保の難易度も異なることもあり，実際には患者層や施設ごとに慎重に検討して絶食プロトコルは設定されるべきとまとめられています．

4 手術前の長時間型インスリンは 80％に!?

翌日が手術や手技で絶食が予想される場合には，長時間作用型インスリンの調整をする必要があります．手術侵襲は身体ストレスとなり，たとえ絶食でも血糖値が上昇する傾向にあるため，長時間作用型インスリンを完全に中止するのはおすすめしません．

では，減量するにしても，どれくらい減量するのが妥当なのでしょうか？

2010 年のアメリカ日帰り麻酔学会（SAMBA）の「糖尿病患者の外来手術に関する周術期血糖管理ガイドライン」[16] は，夜に基礎インスリンを打つ人は，手術前日は通常量の長時間型インスリンを皮下注してもよく，朝に打つ人は手術当日の朝であっても 75〜100％の量を皮下注してもよいと推奨しています．例外は，普段から家庭で早朝に低血糖イベントがある人や手術前日の食事摂取量が低下する人というものでした．

確かに，われわれの体には低血糖に対応する機構が複数ありますし，手術が始まってしまえば，ストレスや侵襲でカテコラミンが出て血糖値は上がる一方だと思えば，納得です．ピークのない長時間作用型のインスリンは低血糖発作を起こしにくいですし．とはいえ，低血糖を起こしてせっかくの手術スケジュールを乱しては申し訳ないので，たいていは減量して投与するよう指示する内科医が多いのではないでしょうか？

この点に関して，2012 に興味深い RCT が報告されました[17]．インスリン使用中の糖尿病をもち，予定非心臓手術の患者 401 名を次の 3 群に割りつけ，手術前日の指示としました．いずれの群も，手術当日は深夜 0 時以降絶食とし，朝には経口血糖降下薬や速攻型インスリン投与を中止するという指示も受けていました．

- ・Group1）通常量の 80％に減量して長時間作用型インスリンを皮下注
- ・Group2）かかりつけ医（もしくは内分泌内科医）に聞いて，指示通りの量を皮下注
- ・Group3）Dosing table といわれる法則（**表3**）で，普段のインスリン使用状況と空腹時血糖のコントロール具合で 50～80％に減量した長時間作用型インスリンを皮下注

表3　Dosing table プロトコルの概要

普段から即効型インスリン投与	普段の朝食前空腹時血糖値の平均*	
	< 150mg/dL	≧ 150mg/dL
なし	インスリングラルギンを50％に減量して投与	インスリングラルギンを80％に減量して投与
あり	インスリングラルギンを80％に減量して投与	インスリングラルギンを通常量（100％）投与

*「普段の朝食前血糖値はどれくらいですか？」と尋ねた結果

文献 17) より引用

　結果として，手術直前の血糖値が目標の 179 mg/dL 以下にコントロールできたのは 3 つの群で差はありませんでした．普段から強化インスリン療法を実施している患者に関しては，Dosing table が高血糖「>249 mg/dL」の割合が低く，成功率の高さが証明されました．気になる術前低血糖「<80 mg/dL」の発生率も 3 つの群で差はなく，約 6％でしたが手術に影響を与えるほどの症候性低血糖は報告されませんでした．

　Dosing table を使用するのもよし，単純化して全員に 80％に減量して投与するように指示してもよし．そんなに難しくないですよね？

［野木真将］

最後は，夢のある話を紹介して，この章は終了したいと思います．

糖尿病患者は痛い思いをしています．多い人なんかは，1日4回のインスリン皮下注に加えて，3回の食前血糖測定で合計7回も針を刺すことになります．「I feel like a pin-cushion（裁縫の針山になった気分だ）」というのも冗談ではありません．無痛で血糖管理をできないものか？ という命題にテクノロジーの産学連携で立ち向かおうとしているアメリカ企業の努力を紹介したいと思います．

まず，1日3〜4回の血糖測定の問題．①連続経皮的血糖測定（tCGM：transcutaneous glucose monitoring），②涙液中の糖濃度を測定するコンタクトレンズ，そして③耳たぶで経皮的に血糖測定のできる装置が，今のところ実臨床への応用が近いものではないでしょうか．

①連続経皮的血糖測定（tCGM）

tCGM に関しては，経皮的に皮下組織の糖濃度を測る装置として Dexcom® 社の SEVEN® PLUS や Medtronic® 社の SOF-SENSOR® などがすでに FDA（アメリカ食品医薬品局）の認可を受けていますが，残念ながらセンサー部分に小さな針があるために，「無痛での測定」は達成できていません．

満を辞して登場したのは Echo Therapeutics 社とマサチューセッツ工科大学（MIT）の提携による Symphony（2012 年）という開発作品ですが，2016 年現在まだ FDA 認可を取得していません．

カラオケのマイクのような装置（Prelude）で円形に薄く角質を削ったところに，皮下組織の血糖濃度（正確にいうと「リンパ液」ですね）を連続測定するパッチ（Symphony）を貼ります．ここまで無痛です．さらに，このパッチは 3 日間貼りっぱなしで，スマートフォンのアプリに血糖を 24 時間連続測定して送信してくれます．アプリの設定によっては警告アラームが鳴るようにできます．こちらの動画がわかりやすいですね（https://www.youtube.com/watch?v=COPeoDgs4hg）．

②涙液中の糖濃度を測定するコンタクトレンズ

ほぼ同時期（2014 年）に開発発表されたのが，涙液中の糖濃度を連続測定するコンタクトレンズです．こちらはワシントン大学，ノバルティス社と Verily 社の開発です．あの旧 Google Life Sciences® 社なので，これまた期待大です．

コンタクトレンズ自体にセンサーとアンテナチップが埋め込まれているので，これまた連続測定が可能です．この測定は血糖濃度と涙液中の糖濃度が相関することを前提としていますが，相関関係が不安定なのではないかとも批判されています．なんせ過去に唾液や汗から血糖を間接的に測定しようとした試みは失敗に終わっていますのでね．ちなみに EPGLMed 社と Apple 社もスマートコンタクトレンズの提携開発を始めましたが，こちらは純粋にエンター

テイメント目的で，医療目的ではなさそうです．さぁ，コンタクトレンズ業界は今後どうなるのでしょうか？ 楽しみです．

③耳たぶで経皮的に血糖測定のできる装置
　非侵襲性ということであれば，Integrity Applications® 社の GlucoTrack® と呼ばれる装置は耳たぶに挟んで，超音波，電磁気と熱キャパシティの原理で経皮的に血糖測定をします．こちらは連続測定ではないのですが，プローベが 6 カ月間ももつので病院でも使用できるのではないでしょうか？

　もう 1 つの期待は流行りのスマートウォッチです．以前から心拍数の測定ができて，健康な運動習慣を促す装置としての役割を模索してきましたが，ついに心電図モニタリング，連続血圧測定と血糖測定までできるようになってきました．まさに未来のテクノロジーです．Infra V 社の CGM Smartwatch が注目です．

　無痛性，非侵襲的に血糖測定をする方法の開発に比べると，針のいらないインスリンの開発はおとなしいものです．じつは吸入インスリンの歴史はアメリカでは2006 年から始まっています．ファイザー製薬の Exubera®，ノボノルディスク社の AERx®，サノフィアベンティス社の AFREZZA® などが有名です．

　初期の Exubera® は吸入器の形状が不便で使いにくいという批判を受けて普及しませんでした．2014 年 6 月に FDA 認可を受けた AFREZZA は 現在最新の速効型吸入インスリンです．しかし，これも問題がありました．経気道的にインスリンを届けると，副作用で気管支攣縮を誘発してしまい，喘息や COPD をもつ患者には使用禁忌となりました．コストの面もあって，アメリカでは広く普及していません．

　糖尿病の罹病率は増える一方ですし，広い市場なので経済的な効果も狙って，今後も技術開発は勢いを増して進むのではないでしょうか．

あめいろぐ Conference

1. 血糖上昇をパターン認識し，特に入院中は「戦闘状態」と心得よ
2. 即効型と持続型インスリンを組み合わせ，「高血糖を防ぐ」のがコツ
3. スライディングスケール単独では血糖管理には不向きである
4. 入院中の低血糖管理には，プロトコルが有効
5. 手術前日もしくは当日の長時間型インスリンは Dosing table を使用するのもよし，80%に減量するのもよし

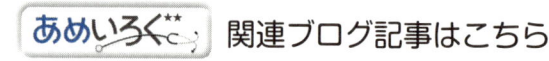 関連ブログ記事はこちら

1. 「新薬が既存薬より　良いとは限らない―内側から見た米国医療 30」
（http://ameilog.com/atsushisorita/2016/12/10/230316）

●文献

1) Chamberlain JJ, Rhinehart AS, et al. Diagnosis and Management of Diabetes：Synopsis of the 2016 American Diabetes Association Standards of Medical Care in Diabetes. Ann Intern Med. 2016 Mar 1；164（8）：542.

2) Christensen MB, Gotfredsen A, et al. Efficacy of basal-bolus insulin regimens in the inpatient management of non-critically ill patients with type 2 diabetes：A systematic review and meta-analysis. Diabetes Metab Res Rev. 2017 Jan 9.

3) Umpierrez GE, Smiley D, et al. Randomized study comparing a Basal-bolus with a basal plus correction insulin regimen for the hospital management of medical and surgical patients with type 2 diabetes：basal plus trial. Diabetes Care. 2013 Aug；36（8）：2169–74.

4) Pasquel FJ, Gianchandani R, et al. Efficacy of sitagliptin for the hospital management of general medicine and surgery patients with type 2 diabetes（Sita-Hospital）：a multicentre, prospective, open-label, non-inferiority randomised trial. Lancet Diabetes Endocrinol. 2017 Feb；5（2）：125–33.

5) Kansagara D, Fu R, et al. Intensive insulin therapy in hospitalized patients：a systematic review. Ann Intern Med. 2011 Feb 15；154（4）：268–82.

6) Jacobi J, Bircher N, et al. Guidelines for the use of an insulin infusion for the management of hyperglycemia in critically ill patients. Critical Care Medicine. 2012 Dec；40（12）：3251–76.

7) Hirsch IB. Sliding scale insulin--time to stop sliding. JAMA. 2009 Jan 14；301（2）：213–4.

8) Joslin EP. Insulin requirement during acute illness. In：Marble A, White D, Bradley RF, Krall LP, eds. Joslin's Diabetes Mellitus Textbook. Philadelphia：Lea and Febiger；1971：295

9) Skyler JS, Skyler DL, et al. Algorithms for adjustment of insulin dosage by patients who monitor blood glucose. Diabetes Care. 1981 Mar；4（2）：311–8.

10) Umpierrez GE, Palacio A, et al. Sliding scale insulin use：myth or insanity？Am J Med. 2007 Jul；120（7）：563–7.

11) Umpierrez GE, Smiley D, et al. Randomized study of basal-bolus insulin therapy in the inpatient management of patients with type 2 diabetes（RABBIT 2 trial）. Diabetes Care. 2007 Sep；30（9）：2181–6.

12) Arnold P, Scheurer D, et al. Hospital Guidelines for Diabetes Management and the Joint Commission-American Diabetes Association Inpatient Diabetes Certification. The American Journal of the Medical Sciences. 2016 Apr；351（4）：333–41.

13) Lee B-Y, Ok J-J, et al. Preparative fasting for contrast-enhanced CT：reconsideration. Radiology. 2012 May；263（2）：444–50.

14) Sorita A, Thongprayoon C, et al. Frequency and Appropriateness of Fasting Orders in the Hospital. Mayo Clin Proc. 2015 Sep；90（9）：1225–32.

15) Sorita A, Thongprayoon C, et al. Characteristics and Outcomes of Fasting Orders Among Medical Inpa-

tients. J Hosp Med. 2017 Jan；12（1）：36-9.

16） Joshi GP, Chung F, et al. Society for Ambulatory Anesthesia Consensus Statement on Perioperative Blood Glucose Management in Diabetic Patients Undergoing Ambulatory Surgery. Anesthesia & Analgesia KW . 2010；111（6）：1378-87.

17） Rosenblatt SI, Dukatz T, et al. Insulin glargine dosing before next-day surgery：comparing three strategies. J Clin Anesth. 2012 Dec；24（8）：610-7.

8. 周術期管理

We don't clear patients for surgery….
We correct the correctable and hope for the best.

われわれ（内科医）は手術の許可は出さない．
調整可能な状態を調整して，ベストな結果を祈るだけだ．

　超高齢社会の今，手術を受ける患者の合併症の多さや複雑さは高くなってきています．低侵襲手術の導入により，従来は手術を回避されてきた患者層も手術適応となり，術前の安全性（特に心血管系のリスク）をきちんと見極める内科医の存在が大切になってきました．アメリカの病院内総合医（ホスピタリスト）はそのような術前評価のコンサルテーションを受けることが多く，内科教育の一環として浸透しています．実地臨床の注意点を含めて体系的なアプローチを紹介します．

本音トーク *1*　まずは 2007 年版 ACC/AHA ガイドラインを理解する

　本章ではまず，歴史的変遷および基本的概念を理解するうえで重要な 2007 年版アメリカ心臓病学会／アメリカ循環器学会（ACC/AHA）ガイドラインを概説します．そして 2014 年改訂版の ACC/AHA ガイドライン[1] に基づいて術前評価を解説します．

　それでは，本邦の『非心臓手術における合併心疾患の評価と管理に関するガイドライン（2014 年改訂版）』[2] にも強く反映されている 2007 年改訂版 ACC/AHA ガイドラインで提示された術前評価のアルゴリズムからみてみましょう（図 1 のアルゴリズム参照）．後述しますが，この 2 つのガイドライン，特に β 阻害薬の使用推奨に影響を与えた DECREASE Ⅰ–Ⅵは研究不正であることがわかっていますので，注意ください（本音トーク 5）．

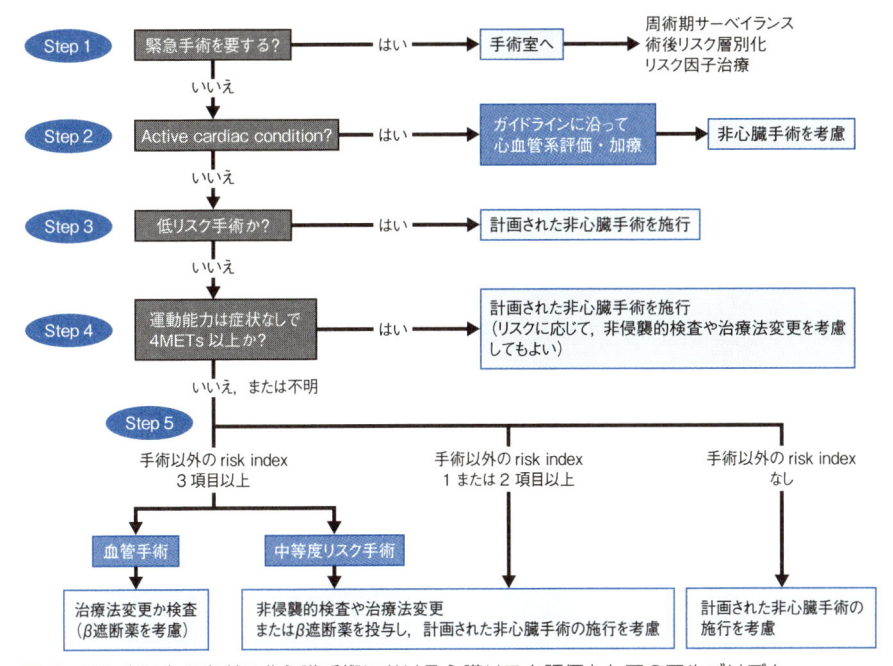

図 1 50 歳以上の患者の非心臓手術における心臓リスク評価とケアのアルゴリズム
METs : metabolic equivalents

文献 3) より

　このガイドラインを理解するうえで，まず知っておかなくてはいけない定義が4つあります．

> **●知っておくべき定義**
> 1. active cardiac condition（重症度の高い心臓の状態）
> 2. clinical risk factor（中等度リスク症状）
> 3. procedural risk（手術の侵襲度）
> 4. functional capacity（日常生活の活動度）

　では，以下順番に解説していきます．

●active cardiac condition と clinical risk factor

> ●active cardiac condition とは…
> 1. 不安定な冠動脈疾患（30日以内の心筋梗塞，不安定狭心症）
> 2. 非代償性心不全（NYHA* class IV以上，新規発症の心不全，急性増悪中の心不全）
> 3. 循環動態に影響する不整脈（高度房室ブロック，症候性心室不整脈，心房性不整脈で脈拍コントロール不良，症候性徐脈，新たに診断された心室頻拍）
> 4. 重症，有症状の弁膜症（重症の大動脈弁狭窄症，有症状の僧帽弁狭窄症）

　これらは，旧2002年版ACC/AHAガイドラインではmajor clinical predictorと呼ばれ，いわゆる「赤信号，危険！」的な徴候を表しています．

> ●clinical risk factor とは…
> 1. 30日以上経過した心筋梗塞　　　　　4. 糖尿病の既往
> 2. 安定した軽度の狭心症　　　　　　　5. 慢性腎不全
> 3. 慢性代償性心不全もしくは心不全の既往のみ　6. 脳卒中

　これらは，旧2002年版ACC/AHAガイドラインではintermediate clinical predictorと呼ばれ，いわゆる「黄信号，注意！」的な徴候を表しています．1999年に発表されたRCRI（コラム2参照）の主要6項目のうち，高リスク手術以外の5項目がここに採用されました．2014年改訂版ACC/AHAガイドライン（図2）[1]では，このような用語はアルゴリズムの中には採用されませんでした，知っておいて損はないと思うので記載しました．

---

*NYHAは運動耐容レベルを4段階に分けた分類で，慢性心不全の状態を反映するものとして広く普及している．Class IVはもっともひどい段階（安静時も症状あり）を示す．

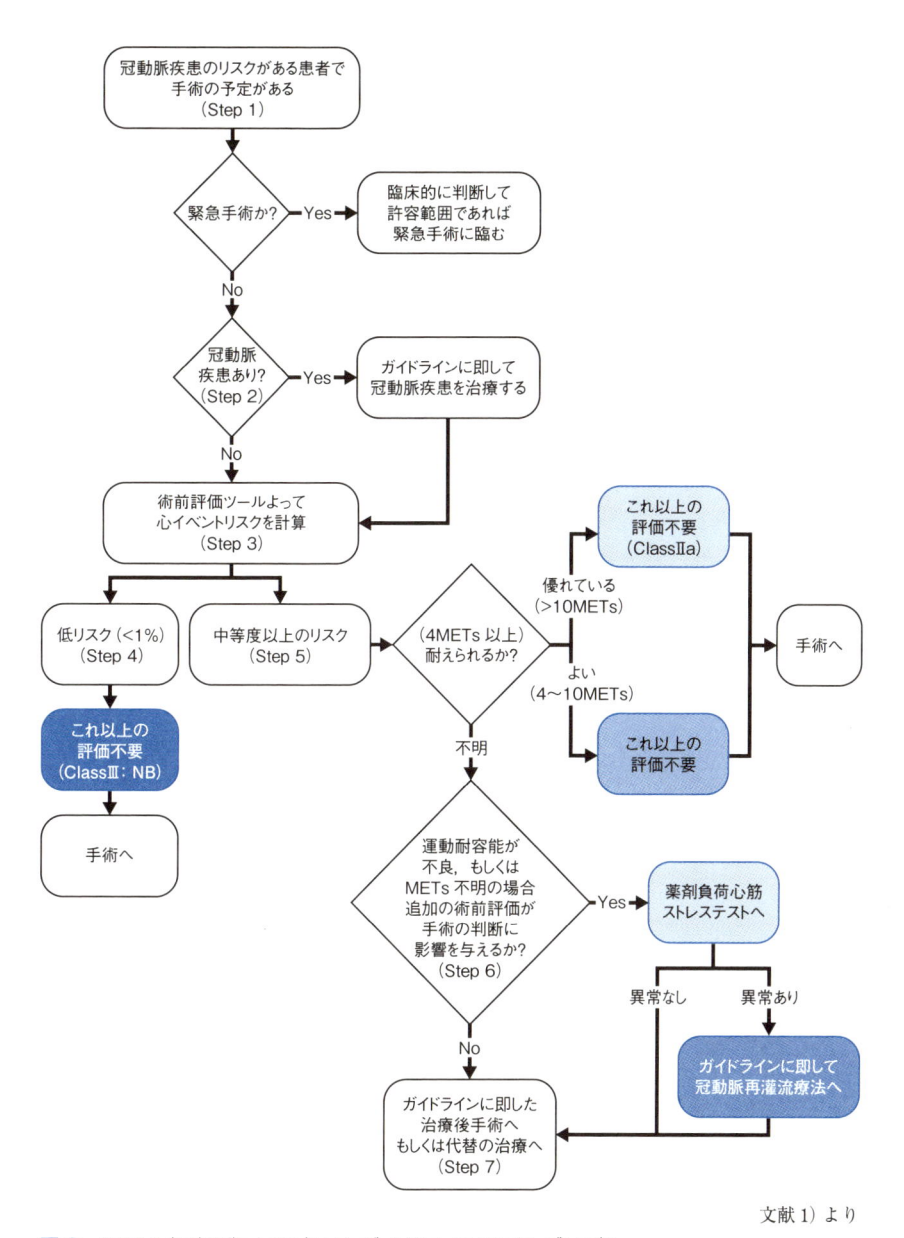

図2 2014 年改訂版 ACC/AHA ガイドラインのアルゴリズム

●procedural risk

RCRI の 1 項目にあった「高リスク手術」は，2007 年改訂版 ACC/AHA ガイドラインのアルゴリズムにおいて，step6 としてアルゴリズムの独立項目として考慮されていました．すなわちこれから受ける非心臓手術の侵襲度に応じて，次の 3 つの手術タイプが提唱されたのです．

1. Vascular（血管外科手術）
2. Intermediate risk（中等度リスク手術）
3. Low risk（低リスク手術）

大事な点は，すべての心臓手術が高リスクに分類されるわけではないということです．高リスクに含まれるのは「大動脈，およびその主要分岐血管にかかわる手術を予定されている患者」であり，その場合は術前に厳重な評価や冠動脈疾患治療を要するマネジメントが必要となる可能性があります．実際，高リスクの血管外科手術の周術期死亡率は 5% と報告されています（これは施設によって成績が異なるかもしれませんが…）．今のところ，hard evidence と呼ばれるしっかりとしたデータは Coronary Artery Surgery Study（CASS）[4] という 1997 年にミシガン大学から発表されたものに基づいているので，最近のデータの見直しが必要かもしれませんね．

中等度リスクに含まれる手術は，胸腔内，腹腔内，頭頚部，整形外科，泌尿器科関連の手術などです．血管内の手術でもリスクが比較的低めの頚動脈内膜除去術（CEA）や腹腔大動脈瘤の血管内治療などもここに含まれます．

低リスクに含まれるのは，その他の胸腔内や腹腔内にかかわらない内視鏡手術や白内障手術などです．

その後，2014 年改訂版 ACC/AHA ガイドライン（図 2 参照）では，高リスクも中等度リスクと統合されてアルゴリズムの中に組み込まれました．特にこの手術の種類を考慮する術前予測スコアとしては，後述の Gupta スコアが優れています（コラム 3 参照）．

●functional capacity

後述の Goldman らのその後の研究（コラム 1 参照）では，手術前の患者の運動耐容能力が術後の心血管合併症リスクと相関するのではないかと提唱されました[5]．さらに Reilly らの研究では[6]，患者の自己申告による運動耐容能力でも同様の予測が可能であることが示され，術前のクリアランスに加わることになりました．

客観的な数値としては **metabolic equivalents（METs）** という単位が使われることが多いです．この METs という単位は，運動によって消費するカロリーが，安静時の何倍にあたるかを示しています．例えば，1 時間座って安静にしていた場合の消費カロリーは 1 METs であり，1 時間歩行した場合の消費カロリーは 3 METs といわれています．この単位は 2006 年に厚生労働省が発表した『健康づくりのための運動指針』にも採用されました．

通常，術前には 4 METs 以上の運動耐容能力があればよいとされています．4 METs に該当する運動としては，速歩，バドミントン，自転車，ラジオ体操，ゴルフ，太極拳，庭仕事，卓球，介護，アクアビクス，子どもと遊ぶなどがあります．子持ちの筆者としては「子どもと遊ぶのは 6 METs くらいある…」という印象を受けますが，それはまぁ各個人の主観なので．

もう少しエビデンスに基づいて METs を計算したいのなら，Duke 大学で開発された Duke Activity Status Index（DASI）（表 1）が有用です[7]．DASI は自己申告によるチェックリストであり，すべての項目を足し合わせると最高点が 58.2 点となり，9.89 METs の運動耐容能力に相当します．実際の手順は，まず 0.43 × DASI + 9.6 で最大酸素消費量 VO_2 peak (mL/kg) を計算します．続いて，VO_2 peak ÷ 3.5 で METs が計算されます．

表1 Duke Activity Status Index (DASI)

Activity	Weight
1. 身の回りのことはできますか？（例；食事，着替え，風呂，トイレ）	2.75
2. 屋内や家の周辺を歩き回ることはできますか？	1.75
3. 平地を2～3ブロック歩くことはできできますか？	2.75
4. 階段を1階ぶん上がる，もしくは上り坂を上ることはできますか？	5.50
5. 短距離を走ることはできますか？	8.00
6. はたき掃除や皿洗いなど軽作業の家事はできますか？	2.70
7. 掃除機かけやフロアの箒がけ，食料品を運ぶなど，中等度作業の家事はできますか？	3.50
8. 床の拭き掃除，重い家具を運ぶといった，重作業の家事はできますか？	8.00
9. 枯葉集めや電動芝刈りといった庭仕事はできますか？	4.50
10. 性行為は可能ですか？	5.25
11. ゴルフ，ボーリング，ダンス，テニスのダブルス，野球やフットボールといったレクリエーション的な活動に参加できますか？	6.00
12. 水泳，テニスのシングルス，フットボール，バスケットボール，スキーといった激しい運動に参加できますか？	7.50

METsとは，安静時の酸素消費量の単位　　　　　　　　　　　　　　　　　　　　文献7)より

コラム ❶ 循環器疾患患者の術前評価の歴史とエビデンス

　1977年にGoldmanら[8]によって初めての前向き多変量解析試験の結果（**Goldman score**）が発表されてから，循環器疾患患者の術前評価に関してはさまざまな論文が発表されてきました．いずれも，「どの臨床サインが術中術後の心イベントを予測するものか？」という疑問に対してコスト面も考慮しつつ検討されました．

　歴史的には，術前評価はアメリカ麻酔科学会のASA分類のように総合的に術前評価をするツールから，より具体的な項目とエビデンスを盛り込んだツールへと変遷してきました．なかでも，知っておくとよ

いのは，1999年にLeeら[9]によって発表された**Revised Cardiac Risk Index (RCRI)**（コラム2参照）と，それを反映させた2007年改訂版のACC/AHAの『非心臓手術における術前評価と治療ガイドライン』[3]が便利です．

　その後に，Guptaら[10]（コラム3参照）によって発表されたNSQIP MICAモデルや，DECREASE試験[11]の結果を除外して反映させた最新のガイドラインである2014年に欧州心臓病学会/欧州麻酔科学会（ESC/ESA）の『非心臓手術における術前評価と治療ガイドライン』[12]などがあります．

コラム ❷ RCRI って，何…？

Revised Cardiac Risk Index；RCRI は，1999 年に Lee ら[9] によって発表された術前評価ツールの 1 つです．そこでは，次の 6 つの因子が周術期の合併症と関連するとしています．

1. 高リスク手術（腹腔内，胸腔内，および鼠径部より上部の血管手術）
2. 冠動脈疾患の既往
3. 心不全の既往
4. 脳梗塞（もしくは一過性脳虚血発作）の既往
5. インスリン療法を要する糖尿病

6. 血清クレアチニン値 2.0 mg/dL 以上の腎不全

これらのうち 3 つ以上が該当する場合，「心血管合併症率は 9.1%」，そして「心血管死亡率は 3.6%」と報告されています．

この報告は，2007 年改訂版の ACC/AHA ガイドラインにも大きな影響を与えており，clinical risk factor という形で採用され，続く 2014 年改訂版のガイドラインにも踏襲されています．

コラム ❸ Gupta スコアって，何…？

メタアナリシスによると，術前評価ツールの **RCRI**（コラム 2）は非心臓手術を受ける患者のリスク評価には優れていたのですが，血管手術を受ける患者のリスク評価や術後の心臓関連死の予測にはいまいちとされています．

その欠点を補うとされているのが，アメリカ外科学会（ACS）の National Surgical Quality Improvement Program；NSQIP データベースにある 25 万人以上のデータをもとに開発された **Gupta スコア**です[10]．特に術中，術後 30 日以内の心筋梗塞や心臓関連死（**Myocardial Infarction and Cardiac Arrest；MICA**）の予測には優れているといわれています．年齢，患者自身のリスクとこれから受ける手術のリスクをす

べて考慮している点が評価されています．しかし，RCRI のように周術期の肺水腫や完全房室ブロックを含めたリスク評価はできません．

このスコアでは，次の 5 つの因子が計算に使われ，MICA 発生率を数値（%）で表示してくれる点が特徴です．

1. 手術のタイプ
2. 生活および運動耐容能力
3. 血清クレアチニン値 1.5 mg/dL 以上の腎不全
4. ASA 分類
5. 年齢

MICA スコアのオンライン計算ソフトは，

こちらからアクセスできます (http://www.surgicalriskcalculator.com/miorcardiacarrest).

表2に同じく術前評価ツールの**Goldmanスコア (コラム1)** を含めた3者の比較を示

していますが，RCRIとGuptaスコアはお互いに補い合う形で用いることが勧められています．そして，どちらもあくまでも術前評価に値するリスク因子を有する患者の選別に使われるものであり，これ単体では，術前評価は完了しません．

表2　術前リスク評価ツールの比較

	Goldman score	Revised Cardiac Risk Index (RCRI)	Gupta score
年　度	1977 (Goldman et al.)[8]	1999 (Lee et al.)[9]	2011 (Gupta et al.)[10]
調査集団	40歳以上の非心臓予定手術患者1,001名	50歳以上の非心臓予定手術患者4,315名	米国NSQIPデータベースの約25万名
リスク因子	1. III音の聴取か頚静脈怒張 2. 6カ月以内の心筋梗塞 3. 1分間に5回以上の心室期外収縮 4. 術前心電図で洞調律以外か心房期外収縮 5. 70歳以上 6. 腹腔内か胸腔内手術 7. 緊急手術 8. 大動脈弁狭窄 9. 全身状態不良	1. 高リスク手術 (腹腔内，胸腔内，および鼠径部より上部の血管手術) 2. 冠動脈疾患の既往 3. 心不全の既往 4. 脳梗塞 (もしくは一過性脳虚血発作) の既往 5. インスリン療法を要する糖尿病 6. 血清クレアチニン値2.0 mg/dL以上の腎不全	1. 手術のタイプ 2. 生活および運動耐容能力 3. 血清クレアチニン値1.5 mg/dL以上の腎不全 4. ASA分類 5. 年齢
結　果	4段階にリスク層別化	3段階にリスク層別化	MICAの発生率 (%) を計算
特　徴	身体診察所見を含むが，運動耐容能力や内科的合併症を含まない	低リスク群と高リスク群に分けるのに優れている	術後30日以内の心筋梗塞や心臓関連死 (MICA) を予測するのに優れているが，周術期の肺水腫や完全房室ブロックの発生率は含まれない．MICA以外の術後死亡例も含む

　では，過去のいろいろな用語や歴史的変遷を理解したうえで，現行の 2014 年改訂版 ACC/AHA ガイドラインでは，どのような術前評価を実施しているのか，実際にアルゴリズムをみていきましょう（図 2）.

Step1：緊急手術かどうか？

　この場合は，術前検査などをする時間はないため，内科的に補正すべき点（バイタルサイン，電解質異常，内服薬の確認など）に焦点を当てます.

Step2：急性冠症候群（acute coronary syndrome；ACS）はないか？

　もし ACS がある場合は，先に適切な循環器治療を施すまでは待機的手術は待つべきです．この場合も，「術前だから」と検査や治療の閾値を下げるのではなく，ACS の標準的治療に即して治療戦略を立てるべきです.

Step3：臨床的リスク因子，および手術の種類によるスコアで MACE（major adverse cardiac event）リスクはどれくらい？

　ここで，前述の RCRI や Gupta スコアが役に立ちます．推定心イベントの発生率が 1% 未満という計算ならば「Step4」，1% 以上ならば「Step5」に移動するわけです.

Step4：リスク評価で MACE が 1% 未満の場合

　もし Step1，2 に該当しない患者で低リスク手術を予定している場合は，これ以上の術前検査は「原則不要」となり，予定通り手術に進むことを提案してもよいとされています.

Step5：リスク評価で MACE が 1% 以上の場合，運動耐容能力が 4 METs 以上あるか？

　もし自己申告により 4 METs 以上の運動耐容能力があると判断できれば，追加の検査をすることなく予定通り手術に進むことを提案してもよいとされています.

Step6：これ以上の検査や治療介入によって手術を延期したところで，周術期のマネジメントは変わるのか？

　「はい，これはと〜っても大事な点」ですね．「言うは易く行うは難し」ってやつですが，ここがホスピタリストとしての腕の見せ所です．このコンセプトをあまり考えずに検査を乱用する現状をみることが多いからです．

本音トーク 3　術前の冠動脈評価は，CT よりもストレステストが有効

　強調しますが，Step6 の論点は周術期管理では大事なポイントです．

術前になんでもかんでも冠動脈造影検査をしたところで術後合併症の発生率に大きな影響は与えません

　まあ，検査でアウトカムを変えることを証明すること自体が無理なのですが，過去にいくつかの臨床試験がそれを支持しています．さらにみていきましょう．

● トロポニンが上がっても「全部が全部，心筋梗塞ではない」

　術前に経皮的冠動脈インターベンション（PCI）（いわゆる「ステント留置」ですね）をすることについては興味深いデータが出ています．確かに，ステント留置によって外科手術後の心筋梗塞発生率は変わるというデータもあるのですが，この「術後心筋梗塞」の定義が曲者なんです．多くの有名トライアルでは，「トロポニンの上昇」＝「術後心筋梗塞の定義」としているからです．

　しかし，です．

トロポニンが上がったからって「全部が全部，心筋梗塞ではない」

　わけです．この現象は，臨床でよく目にするジレンマですよね．どういうことかといいますと，トロポニン測定があまりにも高感度になってきたために，「敗血症，外傷，脱水，心不全，頻脈発作などでもトロポニン上昇をみる」ようになってきたためです．

さて，ここからが問題となります．

冠動脈に狭窄があるからステント留置して通りをよくしておく

のと，

冠動脈に狭窄があって，それが虚血の原因になっている証拠があるからステント留置して通りをよくしておく

のでは，全然違う意味合いがあります．前者は「解剖学的アプローチ」，後者は「生理学的アプローチ」として欧米でよくみられます．

冠動脈造影CT検査をしているときにFFR（冠血流予備量比）を測定するのは，狭窄の有無だけでなく，それが血流へどう影響しているのかを測定したいという「生理学的」興味を満たすための手段です．これには，PCIに対するアクセスのしやすさ，技術への自信，コスト面での意識などが影響しているように思いますが，エビデンスの蓄積という点では後者の「生理学的アプローチ」に軍配が上がります．

ただし，近年の冠動脈造影CT検査などの普及により，少しは「解剖学的アプローチ」も見直されてきています．それでも，冠動脈造影CT検査でも応用すれば，FFRと同様に冠動脈血流速度をダイナミックに測定できる技術が存在しています．日進月歩の世界ですね．

●METs が不明で狭心症症状が報告されていれば，ストレステストが有用（な場合もある）

話が逸れましたが，術前評価ではPCIの適応を評価するため，ストレステスト（心筋負荷試験）を実施します．これにより，狭窄の有無だけでなく，術中に血圧低下が生じた際に心筋がどのように影響を受けるかをシミュレーションすることができるからです．冠動脈狭窄が治療しないといけないほど重度の場合は，薬剤負荷を加えて冠動脈血流を変えたり，運動負荷で心筋の酸素需要を高めたりした場合に，一時的に虚血心筋が悲鳴を上げます．ストレステストではそれを拾い上げることができるのです．

かつてはトレッドミル運動負荷心電図検査やドブタミン負荷心筋エコーが好まれましたが，そもそもトレッドミルで十分に走れる人は検査対象ではないことや心筋シンチの普及と客観性が魅力で，私の勤務施設では「薬剤負荷心筋シンチ」

が多用されています. 負荷する薬剤は regadenoson (国内未承認) というアデノシン (adenosine) の改良版が好まれます. regadenoson の商品名が Lexiscan® です (最初は Lexi という名前のスキャンなのかと思っていましたが, 勘違いだとわかるのに時間がかかりました).

このストレステストが異常であれば, 現行のガイドラインに準じて PCI や冠動脈バイパス術 (CABG) を考慮します. ここから先はホスピタリストの範囲を超えるので, 所属施設の循環器内科医と要相談ですね.

当然, ストレステストに不向きな患者を理解しておく必要があります. 例えば, ①過去に冠動脈バイパス術をしていて解剖が正常と違う場合や, ②薬剤負荷試験の前に中止しなければいけない硝酸薬やカルシウム拮抗薬を中止できない場合, ③運動負荷試験の前に中止すべき β 阻害薬やカルシウム拮抗薬を中止できない場合, ④負荷心電図を調べたいのに脚ブロックが顕著, 脈拍が上がりきらないような患者などは, ストレステストに不向きです. その場合は所属施設の循環器内科医と相談して冠動脈造影検査 (カテーテル造影検査) を実施してもよいかもしれません. 最後に重要な点としては,

明らかに狭心症が出そうな人や心筋梗塞のリスクが あまりにも高い人はストレステストはしちゃダメ

ということです. 狭心症発作とトロポニン上昇や心電図変化が最近あった場合や, 「この人は明らかに心筋梗塞のにおいがする」(高い検査前確率) 場合は, ストレステストをすることで重篤な心筋梗塞に発展するかもしれないので, その場合も直接冠動脈造影検査を実施すべきです.

最後は, 医師の裁量が多く左右する場面であり, 2014 年改訂版 ACC/AHA ガイドラインのアルゴリズム (図 2) ではここまでが限界ですので, あとはケースバイケースでの判断が大切ですね.

●最低限必要な術前の採血項目は？

　腎機能を知るために生化学検査で血中尿素窒素（BUN）とクレアチニンを測定し，耐糖能を調べるために血糖値を測定することが勧められています．その他の項目（電解質，血算など）は，測定されることが多いものの，ルーチン検査を支持するデータには乏しいです．

●術前に必要な非侵襲的検査は？

　心血管合併症リスクがある場合に心電図を確認するとよいでしょう．心電図からは不整脈だけでなく，過去の心筋虚血や心筋肥大などの情報を得ることができます．

　ルーチンの心エコーなどは，管理方法を変えるほどの情報を与えてはくれないかもしれませんが，重症の弁膜症の既往があったり，新規に発見された心雑音が聴取されたり，問診で訴えられる呼吸器・循環器症状が弁膜症によるものだと強く疑われる場合には有用です．なぜなら，前負荷や後負荷をどう扱うか，術後に必要な観血的カテーテルモニタリングをどう選択するか，などの麻酔科医の決定において参考になるからです．

　胸部レントゲンは活動性の呼吸器症状がある場合には有用ですが，ルーチンでは実施しません．

● 基礎疾患ごとの注意点

● 高血圧のある患者

収縮期血圧 180 mmHg 以下または拡張期血圧 110 mmHg 以下であれば，許容範囲でしょう．待機的手術を延期して降圧薬の治療を優先する有益性は未だ証明されていません．

高血圧のコントロールが不良だと，周術期に血圧が上下して管理が大変であることは予想されます．また，長期間の高血圧症は左室肥大を合併しやすく，血圧変動の多い周術期に相対的な心筋虚血のリスクをともなうでしょう．

術前評価の段階で，未診断の高血圧を発見した場合は，標準的な管理方法に準じて二次性高血圧症の有無に注意して評価を進めていきます．特に，褐色細胞腫は稀な疾患ですが，未診断のまま手術に臨むと重篤な合併症の原因になります．

患者には降圧薬内服コンプライアンスを強調し，手術当日にはどの薬を服用すべきか外科医や麻酔科医と確認するとよいでしょう．筆者は，手術当日でも利尿薬とアンジオテンシン変換酵素（ACE）阻害薬/アンジオテンシン受容体拮抗薬（ARB）以外は継続してもよいとアドバイスすることが多いです．利尿薬や ACE 阻害薬/ARB が避けられる理由としては，周術期の循環血漿量低下にともない，腎前性腎不全のリスクが高くなるからです．

● 心不全のある患者

非代償性の心不全がある場合には，その治療が優先されます．非代償性の場合には β 阻害薬を術前に新規に始めることは推奨されません．

● 弁膜症のある患者

術前に注意が必要なのは「症候性の」重症大動脈弁狭窄症と「症候性の」僧帽弁狭窄症や肺高血圧（>50 mmHg）を呈する僧帽弁狭窄症です．

問診により，患者の弁膜症と心不全および狭心症症状との関係を見極め，心臓超音波検査での計測値（弁口面積，圧較差など）を得ます．循環器内科医もしくは心臓外科医とよく相談して，予定手術前に手術治療が必要かを相

談しましょう．最近では開胸術だけでなく，カテーテルを利用した低侵襲手術の技術向上により，高齢であっても治療選択肢が増えてきました．

●COPD のある患者

COPD（慢性閉塞性肺疾患）自体に冠動脈疾患，肺性心，心房細動，心不全などの心血管系合併症のリスクが高いことは知られていますが，COPDの既往が術後の心血管死と相関するエビデンスは乏しいです．

しかし，術後の呼吸器系合併症（無気肺，肺炎，喘息発作）のリスクを軽減するために勧められる術前の指示がいくつかあります．例えば，予定手術の少なくとも 2 カ月前には禁煙，術後の排痰を促して無気肺を防ぐ肺理学療法の実践方法，呼吸器系筋力の増強運動，栄養状態の最適化などがあります．活動性の閉塞性肺疾患の場合は，吸入 β 刺激薬と吸入抗コリン薬は手術当日まで継続するよう指示します．手術前に喘鳴を聴取する場合は，術後呼吸器合併症の発生率が有意に高い（オッズ比 6.2）と報告されています．場合によっては全身ステロイド投与も必要となるかもしれません．

活動性の呼吸器感染症がある場合には，少なくとも抗菌薬投与が完了するまでは手術は延期すべきです．

●糖尿病のある患者

術前に介入すべき点は少ないのですが，ヘモグロビン A1c を把握しておくことは術後管理のうえでも有益です．

長時間作用型インスリンを使用している患者の場合は，たとえ手術当日に絶食であっても手術侵襲により血糖上昇が予想されるため，50〜80%程度に減量した量を前夜もしくは当日の朝に皮下注射しておくように筆者は指示しています．

●術前の β 阻害薬

いきなりですが，

**術前の β 阻害薬に関する推奨は 1990 年代に栄華を極め
2000 年台後半に地に落ちた**

のです．術前に β 阻害薬を開始するという推奨ほど，この 15 年で劇的に変化
したものはないかもしれません．

1996 年の Dennis Mangano（UCSF の麻酔科医）[13] と 1999 年の Don Poldermans
（オランダの麻酔科医）[14] が発表した臨床試験結果では，主にハイリスク患者を
対象に，術前に新規で β 阻害薬を開始することで術後の心イベントのみならず，
死亡率が大幅に下がるという結果を発表しました．特に，後者の Poldermans ら
が相次いで発表した 6 つの大きな臨床試験は **DECREASE I-VI（Dutch Echo-
cardiographic Cardiac Risk Evaluation Applying Stress Echocardiog-
raphy**）と呼ばれ，「信じられない！」「パラダイムシフトだ！」と賛否両論の議論
を巻き起こしましたが，なんせランダム化比較試験（RCT）ですので，時代の流
れでトントン拍子に主要ガイドラインや病院の質評価（quality measure）に採用
されて，新たな標準的治療として広まりました．

ところが，"It was too good to be true（話がうますぎた）".

のです．その後に相次いで発表された RCT で，さらに多くの患者データを解
析したところ，あら，びっくり!?　「効果がないどころか，死亡率が増える!?」
という結果が出ました．POISE 試験ではいきなり高用量の β 阻害薬を導入する
デザインが批評されたりもしましたが[15]，基本的にはそれまでの試験結果が疑問
視されるきっかけとなりました．最初のランドマーク試験といわれた Mangano
の研究では，プラセボ群の患者がじつは「術前に服用していた β 阻害薬を中止さ
せられていたため，withdrawal が起こっていたのではないか？」という批判や，
2 年後生存率は病院内死亡ケースを除外したうえでの解析結果だったことなどが

明るみに出ました．さらには，Poldermans 教授らの

DECREASE 試験は「不正」と結論づけられました．

　Poldermans 教授は研究データ改ざんなどの不正行為で辞職させられ，DECREASE（Ⅱ～Ⅵ）試験の結果は無効となりました（表3参照）[16]．

　結果として，術前 β 阻害薬の新規導入は推奨クラスⅠ（するべき！）からクラスⅢ（オススメしない！）まで劇的に推奨度が下がる結果となりました．図3をみると[17]，β 阻害薬推奨の根拠になった 1996～2013 年の臨床試験がいかに小規模なものであったかが理解できます．2013 年以降の大規模臨床試験の結果は β 阻害薬の使用を見直す推奨に反映され，結局は 2014 年改訂版の ACC/AHA のガイドラインから除外されました（コラム 1 参照）．
　したがって，2014 年以前に出版されたいろいろな周術期 β 阻害薬の推奨には，注意が必要です．実際に，DECREASE 試験関連のエビデンスを除外した 2014 年のメタ解析[17]では，

β 阻害薬を術前に新規に開始することで，最大 27％の死亡率上昇！

　と示されています．栄枯盛衰じゃないですが，RCT 神話に警鐘を鳴らす歴史的イベントとして注目に値します．

表3　DECREASE 関連の試験が不正と考えられる根拠

DECREASE Ⅵ	手法が虚偽．97％の患者が記載通りには負荷心エコーと手術を受けていない．同意書がなかった．試験手法の調整の仕方が改ざん．データベースが虚偽．
DECREASE Ⅴ	患者の心筋梗塞と腎不全の評価方法が改ざん．試験調整委員会の存在が虚偽．負荷心エコーの画像データがないうえに，5 名の評価メンバーの存在も虚偽．患者診療録と患者同意書が存在しなかった．
DECREASE Ⅳ	循環器内科医，麻酔科医，外科医から成り立つ委員会はなかった（実際には外科医のみで試験手法を調整していた）．発生イベントの件数と内容が実際の診療録や退院記録と不一致．
DECREASE Ⅲ	データベースが存在しておらず，検証不可．試験時期に一致した患者記録がなく，論文発表時の口頭記載のみだった．
DECREASE Ⅱ	アウトカムの集計方法が虚偽．
DECREASE Ⅰ	（論文発表後 10 年以上経過していたため，検証不可）

文献 16）より

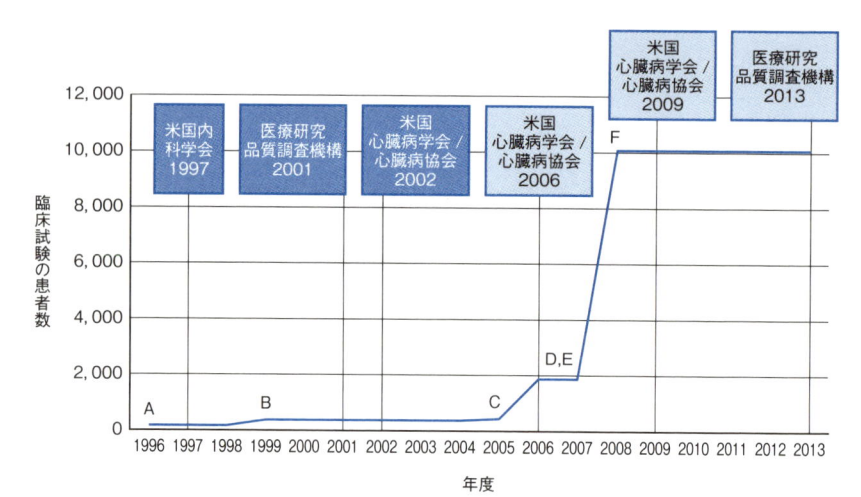

図3 術前のβ阻害薬を推奨するガイドラインの歴史的変遷
適応拡大を提言したガイドライン（濃い藍いろ），適応縮小を提言したガイドライン（うすい藍いろ）．A：McSPI 試験，B：DECREASE-Ⅰ試験，C：POBBLE 試験，D：DiPOM 試験，E：MaVS 試験，F：POISE 試験

文献 17）より

● 抗血小板薬

PCI で薬剤溶出ステント（drug eluting stent；DES）の使用頻度が増えてきたことにともない，2 種類の抗血小板薬を併用しているケース（dual antiplatelet therapy；DAPT）が増えてきました．具体的にはアスピリン（aspirin）を軸とし，クロピドグレル（clopidogrel），プラスグレル（prasugrel），チカグレロル（ticagrelor）などの併用を 1 年間は継続することが推奨されています．ただし，この「1 年」という推奨は，初代の DES を参考にしており，新しい世代のものはより改良されて，ステント内血栓のリスクは減っているので変わってきています．つまり，

待機的非心臓手術はなるべく避けたいが，
DES 留置後の予定手術は 3 カ月間待って！
そして 6 カ月くらい経っていたら考慮してもよい

となります．それでは，その期間内に手術をしないといけない場合はどうしたらよいでしょうか？

この辺りは 2016 年に ACC/AHA が特別に DAPT の投与期間に関するガイドラ

インのアップデートを発表したので，参考になると思います．術前の抗血小板薬中止に関する部分を抜粋します（表4）[1]．

　どの場合でもアスピリンは継続することに留意ください！
　DESを留置した患者のステント内血栓リスクは，DAPT score（表5）[18]などを参考に計算するとよいでしょう．

表4　冠動脈ステント留置患者における予定手術のタイミングと抗血小板薬に関する推奨

■推奨度I-B	bare metal stent（BMS）留置後30日間とdrug eluting stent（DES）留置後6カ月間は，待機的非心臓手術を延期すべきである．
■推奨度I-C	冠動脈ステント留置後のdual antiplatelet therapy（DAPT）投与中にどうしても手術をしなければならない場合は，アスピリンは継続し，P2Y12阻害薬（クロピドグレルなど）は中止し，術後なるべく早く再開すべきである．
■推奨度IIa-C	P2Y12阻害薬（クロピドグレルなど）を服用中に待機的非心臓手術を必要とする場合は，担当専門医どうしで手術のベネフィットと抗血小板薬中止もしくは継続のリスクを相談するのは有益である．
■推奨度IIb-C	DES留置後にP2Y12阻害薬（クロピドグレルなど）の中止を必要とする待機的非心臓手術を予定する場合，ステント留置後3カ月経過していれば，これ以上の手術延期によるリスクがステント内血栓症のリスクを上回れば考慮してもよい．
■推奨度III（するべきでない）	BMS留置後30日間とDES留置後6カ月間以内は，DAPT中止を必要とする待機的非心臓手術をするべきでない．

文献1）より

表5　DAPT score

Variable	Points
75歳以上	−2
65〜74歳	−1
64歳以下	0
現在喫煙中	1
糖尿病	1
来院時に心筋梗塞あり	1
過去に冠動脈ステントや心筋梗塞あり	1
ステントの直径が3mm以下	1
パクリタキセル溶出ステント	1
うっ血性心不全もしくは左室駆出率30%以下	2
伏在静脈バイパスグラフト内にステント留置	2

総得点2点以上はステント内血栓のリスクが高いため，DAPTの長期投薬のベネフィットあり

文献18）より

本音トーク⑥ ホスピタリストは術前だけでなく，術後も含めたトータルコーディネーター

　統計的に，全米では入院の約 20％が手術に関連したものであり，手術にかかわる入院医療費は内科疾患による入院の約 2 倍と報告されています．そして手術を受ける患者の高齢化にともない，周術期の準備と合併症への備えは複雑になってきました．その中で，そのケアを高品質かつ低コストで提供することは重大な課題となってきました．そのような重要な役割を担える実働部隊としては，ホスピタリスト以外に適任者はいませんでした．

　Society of Hospital Medicine という学会がアメリカにあります．全米のホスピタリスト約 5 万人が加盟しており，勢いのあるものです．そこが，2015年よりワーキンググループを作成して周術期におけるホスピタリストおよび病院の役割を高品質，低コストで提供できるような指針を作成してきました．

　2017 年に，Perioperative Care Matrix for Inpatient Surgeries（PCMIS）と呼ばれる草案が発表されたので[19]，それを紹介して本章は終わりにしたいと思います．骨子としては，表 6 のようにホスピタリストが介入できる段階（phase）を4 つに定義し，それぞれの段階で外科，麻酔科，ホスピタリストがどのような介入と評価をすれば，次の段階に進んでよいかを提示しています．この指針のすばらしさとしては，**Metrics of success** といって，「各段階でどのようにデータを抽出してクオリティを評価すればよいのか…」についても紹介している点です．まさに high quality, high-value care の時代の流れに沿ったものとなっています．

　詳細は各施設で他科と共同で設定するべきですが，これが 1 つのたたき台となることを期待します．

［野木真将］

表6　入院患者の周術期管理における指針

	周術期の段階			
	術　前	手術当日	術後入院中	退院後
段階の定義	・手術の決定時点から,術前の麻酔準備室入室までの段階	・手術準備室から手術室と術後観察ユニットを経て入院病室への入室までの段階	・入院病室（急性期病棟やICU）から退院までの段階	・リハビリテーション施設やナーシングホーム入所中も含めて,退院してから通常の生活機能に戻るまでの段階
次の段階に進むための条件	・術前内科評価の標準化 ・慢性疾患のコントロールを極力最適化 ・患者と家族への教育と相談 ・ガイドラインに即した検査と対費用効果を確認するチームの設立	・麻酔回復室以降の転出先が適切に評価できている ・臨床的な安定を確認 ・大事な情報が申し送られている	・機能回復を目指してプロトコルに即した疼痛管理,理学療法,作業療法,排便排尿管理への早期介入 ・院内合併症（深部静脈血栓症,創部感染,せん妄,出血）を防ぐ標準化されたアプローチ ・患者とその家族への教育（回復期間の目安と想定される出来事） ・自宅退院の安全性を評価,もしくはナーシングホーム入所の妥当性 ・多職種連携での退院プラン設定	・術後合併症からの回復 ・かかりつけ医や紹介元医療機関への情報転送
職種ごとの役割	*外科*：治療法としての手術の妥当性を判断し,手術の手順や予想される合併症の説明を行い,同意書にサインを得る *麻酔科*：気道評価,手術前の安全性評価,麻酔手法の選択と説明 *ホスピタリスト*：周術期の合併症リスク因子となる内科疾患の評価と管理を最適化	*外科*：手術室への入室準備を評価し,病棟転出を含めた術後の指示を入力 *麻酔科*：手術室への入室準備,術中のモニタリングと介入,術後の回復室（PACU）での呼吸循環疼痛管理 *ホスピタリスト*：急変時や予想外の内科疾患出現時のために待機	*外科*：術後の疼痛,創部,ドレーン管理と退院時期の見極め *麻酔科*：術中や回復室での合併症のフォロー,硬膜外麻酔などでの疼痛管理.場合によっては外科ICUでの集中治療に携わる *ホスピタリスト*：慢性疾患と急性増悪への対応,新たな内科疾患の管理.場合によってはコンサルタントとしてではなく,主科として管理する	*外科*：術後フォローアップ外来予約の設定 *ホスピタリスト*：退院後に内科フォローが受けられるようにかかりつけ医,ナーシングホームの嘱託医,病院の退院後クリニックなどへ手配して情報を転送する
医療の質を測る評価項目	・患者の理解度（患者アンケート） ・術前サービスの利用頻度 ・術前外来予約までにかかった日数 ・術前外来の作業効率（来院率,情報提供率） ・必要最小限のテスト項目 ・患者満足度アンケート ・外科医満足度アンケート	・手術室の作業効率（回転率,入室から執刀および退室までの時間） ・手術室の遅れやキャンセル率 ・手術室内での合併症発生率 ・再挿管率 ・術後24時間以内の一般病室からICUへの転棟率 ・患者満足度アンケート	・合併症発生率 ・予期せぬ再手術率 ・全国平均と比較しての在院日数 ・死亡率 ・外科管理の改善プロジェクト数と費用対効果の調査と実施 ・患者安全指標の実施数 ・患者満足度アンケート ・患者教育の明解さ（患者アンケートや理解度調査アンケート）	・30日以内の再入院率 ・術後回復期の医療介入頻度と費用 ・創部感染率 ・手術前状態までの回復期間 ・仕事復帰までにかかった期間

文献19）より

あめいろぐ Conference

1. 術前のメディカルクリアランスは，欧米のガイドラインでもエビデンスがしっかりと構築されていないのが現状
2. ガイドラインに準じた評価を行う理由は不必要な検査や医療費抑制が主題
3. ガイドラインの評価は「手術が安全にできる」と太鼓判を押すものではない
4. ケースバイケースで判断し，主科，外科，麻酔科と相談し「術前評価」を進める

関連ブログ記事はこちら

1. 「循環器インターベンションの多様化」
   （http://ameilog.com/dryumi/2011/11/07/190357）

2. 「CCU　ローテーション」
   （http://ameilog.com/kananoshiro/2012/08/05/212850）

●文献

1) Fleisher LA, Fleischmann KE, et al. 2014 ACC/AHA guideline on perioperative cardiovascular evaluation and management of patients undergoing noncardiac surgery：a report of the American College of Cardiology/American Heart Association Task Force on practice guidelines. J Am Coll Cardiol. 2014 Dec 9；64 (22)：e77-137.

2) 2012-2013 年度合同研究班報告．非心臓手術における合併心疾患の評価と管理に関するガイドライン（2014 年改訂版）．Guidelines for perioperative cardiovascular evaluation and management for noncardiac surgery（JCS 2014），p13（http://www.j-circ.or.jp/guideline/pdf/JCS2014_kyo_h.pdf）．

3) Fleisher LA, Beckman JA, et al. ACC/AHA 2007 Guidelines on Perioperative Cardiovascular Evaluation and Care for Noncardiac Surgery：A Report of the American College of Cardiology/American Heart Association Task Force on Practice Guidelines（Writing Committee to Revise the 2002 Guidelines on Perioperative Cardiovascular Evaluation for Noncardiac Surgery）. Journal of the American College of Cardiology. 2007；50 (17)：1707-32.

4) Eagle KA, Rihal CS, Mickel MC, et al. Cardiac risk of noncardiac surgery：influence of coronary disease and type of surgery in 3368 operations. CASS Investigators and University of Michigan Heart Care Program. Coronary Artery Surgery Study. Circulation. 1997 Sep 16；96 (6)：1882-7.

5) Goldman L. Multifactorial index of cardiac risk in noncardiac surgery：ten-year status report. J Cardiothorac Anesth. 1987 Jun；1 (3)：237-44.

6) Reilly DF, McNeely MJ, et al. Self-reported exercise tolerance and the risk of serious perioperative complications. Arch Intern Med. 1999 Oct 11；159 (18)：2185-92.

7) Hlatky MA, Boineau RE, et al. A brief self-administered questionnaire to determine functional capacity (the Duke Activity Status Index). Am J Cardiol. 1989 Sep 15；64（10）：651-4.

8) Goldman L, Caldera DL, et al. Multifactorial index of cardiac risk in noncardiac surgical procedures. N Engl J Med. 1977 Oct 20；297（16）：845-50.

9) Lee TH, Marcantonio ER, et al. Derivation and prospective validation of a simple index for prediction of cardiac risk of major noncardiac surgery. Circulation. 1999 Sep 7；100（10）：1043-9.

10) Gupta PK, Gupta H, et al. Development and validation of a risk calculator for prediction of cardiac risk after surgery. Circulation. 2011 Jul 26；124（4）：381-7.

11) Poldermans D, Schouten O, et al. A clinical randomized trial to evaluate the safety of a noninvasive approach in high-risk patients undergoing major vascular surgery：the DECREASE-V Pilot Study. J Am Coll Cardiol. 2007 May 1；49（17）：1763-9.

12) Kristensen SD, Knuuti J, et al. 2014 ESC/ESA Guidelines on non-cardiac surgery：cardiovascular assessment and management：The Joint Task Force on non-cardiac surgery：cardiovascular assessment and management of the European Society of Cardiology（ESC）and the European Society of Anaesthesiology（ESA）. Eur Heart J. 2014 Sep 14；35（35）：2383-431.

13) Mangano DT, Layug EL, Wallace A, et al. Effect of atenolol on mortality and cardiovascular morbidity after noncardiac surgery. Multicenter Study of Perioperative Ischemia Research Group. N Engl J Med. 1996 Dec 5；335（23）：1713-20.

14) Poldermans D, Boersma E, et al. The Effect of Bisoprolol on Perioperative Mortality and Myocardial Infarction in High-Risk Patients Undergoing Vascular Surgery. N Engl J Med. 1999 Dec 9；341（24）：1789-94.

15) POISE Study Group, Devereaux PJ, et al. Effects of extended-release metoprolol succinate in patients undergoing non-cardiac surgery（POISE trial）：a randomised controlled trial. Lancet. 2008 May 31；371（9627）：1839-47.

16) Bouri S, Shun-Shin MJ, et al. Meta-analysis of secure randomised controlled trials of β-blockade to prevent perioperative death in non-cardiac surgery. Heart. 2014 Mar；100（6）：456-64.

17) Neuman MD, Bosk CL, et al. Learning from mistakes in clinical practice guidelines：the case of perioperative β-blockade. BMJ Qual Saf. 2014 Nov；23（11）：957-64.

18) Levine GN, Bates ER, et al. 2016 ACC/AHA Guideline Focused Update on Duration of Dual Antiplatelet Therapy in Patients With Coronary Artery Disease：A Report of the American College of Cardiology/American Heart Association Task Force on Clinical Practice Guidelines. J Am Coll Cardiol. 2016 Sep 6；68（10）：1082-115.

19) Thompson RE, Pfeifer K, et al. Hospital Medicine and Perioperative Care：A Framework for High-Quality, High-Value Collaborative Care. J Hosp Med. 2017 Apr；12（4）：277-82.

9. 老年ケア

As you get older three things happen. The first is your memory goes, and I can't remember the other two

—— *Sir Norman Wisdom*（1915～2010）.

歳をとると3つのことが始まる．まずは記憶力が落ち，残り2つは思い出せない．

本音トーク 1 高齢者の入院は「危険な状態」と心得る（walking on thin ice）

　ホスピタリストとして，多臓器，多病態に及ぶ患者を日々対応していますが，特に高齢者の診療は毎日のことです．アメリカでは院内に **Geriatric consultation service** というものもありますが，全部の症例をコンサルトしていたら，当然院内のマンパワーが足りなくなります．

　アメリカでは医学生もレジデントも内科のトレーニングの一環として**老年医学（geriatric medicine）**を履修します．私自身もたしなみとして，高齢者ケアに必要なスキルを使用してアセスメントをし，本当に困難な症例のみをコンサルトにつなげたいと日々思っています．問題は時間です．つまり，

高齢者ケアには時間がかかる

　のです．高齢者ケアに関しては，1日数分程度のかかわり方では太刀打ちできません．なぜか？　それは各患者の歩んできた長い人生とそれに反映された複雑な心理・社会背景が患者の「今」の病態につながっているからです．

　しかし，「高齢者ケアって，大変！」と思うのは最初だけで，いかにやり甲斐があるかを感じられたら，きっと続けることができます．きちんとアセスメントをして，家族と時間をかけて相談をすると，患者とその家族がこれまでいかに

困っており，いかに助けを求めているのかが理解できます．必ず，あなたの努力に感激してくれると思います．

　患者を診察して医師として思うことは，

できることなら入院させたくない

ではないでしょうか…．これは，入院中のケアをしたくないという意味ではなく，入院にともなう弊害（hospital hazard）を意識してのコメントです．他方，家族としては「家でケアしていても不安が大きく，とりあえず入院してもらえば，ひと安心」という意識があるかもしれません．

　しかし，本当に入院は安心なことばかりでしょうか？　表1のように，入院にともなう弊害は多く存在します[1]．患者も家族も医療従事者と同じリスクを意識しなければいけません．そしてその予防に全力を尽くすべきです．何ごとも，

過ぎたるは及ばざるが如し

なのです．これらの弊害が起きる大きな要因は，入院環境が実生活とかけ離れていることです．入院のベッドは楽に1日を過ごせるようになっており，3度の食事は待っていれば配膳され，刺激はテレビと時たまの看護師からの声かけが中心，周囲には段差も階段もありません．ホスピタリストとして，ぜひとも「不要な塩分やカロリー制限」「不要な運動制限」「不要なベッドアラーム」「不要な点滴」「不要な薬剤」を排除して，なるべく家での生活に近い空間を維持するよう努めましょう．入院による高齢患者の**機能低下**（「deconditioning」「functional decline」）は避けられない事態ですが，最低限に抑える努力はできます．

表1 入院にともなう弊害のまとめ

医原性のイベント	予防法
薬剤の副作用	・毎日の注意深い投与薬剤の吟味（特に相互作用に注意）をする ・クレアチニンクリアランスを把握する ・血清総タンパク量を把握する ・必要なときに血中濃度をチェックする
院内感染 （例：肺炎，尿路感染症，血流感染症，偽膜性腸炎）	・床上安静を最小限にする ・なるべく尿道カテーテルを避け，どうしても挿入する場合はなるべく早めに抜去．できれば間欠的導尿を実施する ・血管内留置カテーテルを必要最低限にする ・抗菌薬は必要なときに限定する ・手洗い行動を徹底する
低栄養	・過度の制限食を避ける（例．2 g 塩分制限） ・リスクの高い患者には早期の栄養評価を依頼する（例．6 カ月以内に 10% 以上の体重減少，血清アルブミン値が 3 g/dL 以下）
褥　瘡	・リスクの高い患者を早期に把握する（例．低栄養，寝たきり，認知症） ・毎日の皮膚チェックをする ・適切な体位変換をする
排便，排尿障害	・定期的なトイレ使用を促し，必要があれば，移乗を補助する ・尿道カテーテルの留置を避ける ・適切であれば，早期に便秘治療薬を使用する ・副作用として便秘や尿閉のリスクが高い薬剤を把握してモニタリングする（例．鉄剤，抗コリン薬，麻薬）
せん妄	・リスクの高い患者を把握する（例．認知症，重症高齢者） ・床上安静，抑制，脱水を避ける ・有効性の証明されたスクリーニング法を使用する（例．Confusion Assessment Method；CAM） ・日中に感覚と見当識を刺激する方法を実践する（例．時計，カレンダー，補聴器，老眼鏡） ・夜中の覚醒刺激を避ける（例．ベッドアラーム，点滴アラーム，大声で話す，ナースコール）
転倒，活動低下	・入院時に転倒リスクを評価する ・身体拘束を必要最小限に制限する ・転倒リスクを増加させる薬剤を避ける（例．ベンゾジアゼピン系薬剤，抗精神病薬） ・理学療法を依頼し，歩行補助器具を処方する ・周囲の環境をモニタリングする（例．適切なナイトライトを用意，濡れた床を清掃する，廊下に物を置かない，トイレ器具の整備）

文献 1）より

● 社会的入院も立派な入院適応です

　しかし，悲観することばかりではありません．入院は，必要性の高い急性期の病気状態に対して早期に治療介入しながら，普段の生活の中で埋もれていた生活機能の問題解決を短時間で進展させるチャンスでもあります．内科疾患による高齢者の入院病名を多い順に並べると，

> ・心不全
> ・冠動脈疾患
> ・肺炎
> ・慢性閉塞性肺疾患（COPD）
> ・脳卒中

　になりますが，高齢者に限っていえば，「社会的入院」も医療介入の必要な立派な入院理由になると，私は思います．

　高齢者の社会的入院には適切な病名表記がなく，病院経営的に嫌われてきた歴史はありますが，英語では **adult failure to thrive** という言葉を入院病名に記載することがあります．日本語に直訳しにくいのですが，あえていうならば「**老衰**」でしょうか．概念的には，栄養状態や認知機能，精神状態，日常生活機能の慢性もしくは急性の低下により他人や社会への依存状態が高まり，それまでの環境や社会サポート量では生存（thrive）できなくなった虚弱進行状態を指します．

　こうした高齢患者のケースでは1人で立ち向かうのではなく，必要なリソースを1点集中で投入して，短期決戦で勝負です．そうです，それをコーディネートするときが，「ホスピタリストの輝く」ときです．気をつけないといけないのは，「なんでもかんでも入院期間に解決！」と意気込んでしまうと，かえって在院日数を長引かせてしまうことです．認知機能や身体機能という側面で患者をとらえると，「入院期間」という事象は有害なことも多く，ホスピタリストたるもの，

必要最低限の日数に抑えながら
時期尚早に退院させない

という難しいバランスを維持しなければなりません．

高齢患者のケアにおけるもう 1 つの悩みは，老衰状態にある患者を前にしたとき「改善の余地のないことだらけ」とつい思ってしまう，医師としての無力感でしょうか．確かに骨変形をきたした背骨や関節，重症の認知機能低下，今年で 3 回目の誤嚥性肺炎などの高齢患者を眼の前にすると，ため息が出ると思います．アメリカの統計では，約 12~66％の高齢者が退院後 6 カ月以内に再入院しており[2]，30％の患者は入院前にはなかった ADL の障害を抱えて退院します[3]．

しかし，心不全，肺気腫，進行がんと同様に，老衰も進行していく状態なので

す．無力感を感じる必要はありません．そんなときのキーワードは Quality of Life (QOL) と Team collaboration だと，私は思います．治療や根治（cure）ではなく，周辺の環境調整によるサポートや症状緩和（care）を目標とするマインドセットに切り替えると，焦りや絶望感は和らぎます．入院による機能低下も，老衰という長い経過の中では自然な現象なのです．そのように考えると「食べたいものを食べさせてあげたい」「訪問にきた家族と少しでも和やかな時間を過ごしてほしい」という気持ちで，患者に向き合えばよいのです．本章後半では病棟チームとして安全な退院を促し，再入院を防ぐ取り組み例を紹介します．

本音トーク ❷ 老年症候群と CGA を把握しよう！

前置きが長くなりましたが，ここからが本題です．まず，褥瘡，尿失禁，生活機能低下，転倒，せん妄といった症候を含む**老年症候群**（geriatric syndrome）という用語を覚えてください（図 1）[4]．

その各論については成書に譲りたいと思いますが，老年症候群にある患者は，「老年内科のくくりに属する状態」であり，英語では **frailty（フレイル）** と表現されるように耐容力がないため，1 回の入院や 1 回の転倒が一気に残存機能を落とすきっかけになります．多くのリスク因子が論文で報告され研究されていますが，各リスク因子が相互に作用して問題を起こしているため，リスク因子を 1 つずつ叩くのではなく，なるべく「束になっているリスク因子をみつけ，効率よくアプローチする」のが重要です．これを **interactive concentric model** と呼びます[4]．

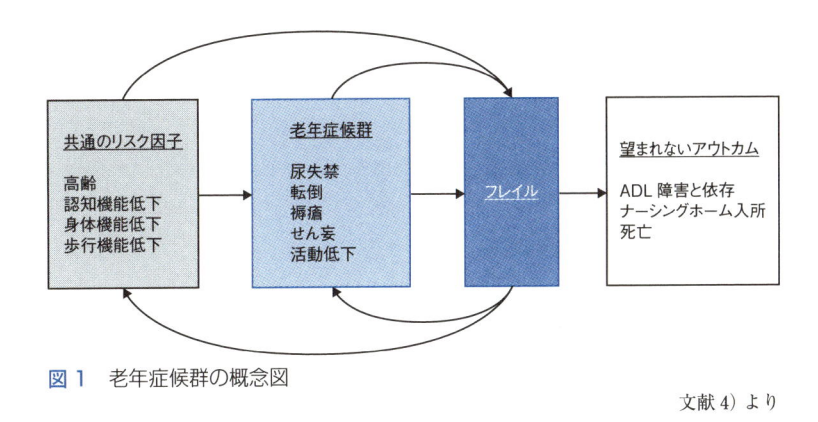

図1 老年症候群の概念図

文献4）より

　老年症候群はほかの「症候群」と違って，病態生理的に1つの理屈で説明できるものではなく，むしろ「症候群」よりは「最終表現形」のほうが表現として適切かもしれません．まさに，

1つの病態が，臓器の境界をすっ飛ばして
ほかの表現形としてみられるのが，高齢者ケアの難しさ

　なのです．例えば，「尿路感染症」を契機として「せん妄」を誘発して来院する患者を誰もがみたことがあると思います．この場合は，「尿路＋感染症」という病態なのに，表立って表現されているのは「中枢神経症状」ですね．そういえば，尿路感染症を契機として失神発作をくり返すおばあちゃんをみたことがあります．

老年症候群の患者では，「主訴」はあてになりません

　なので，従来の「主訴から鑑別を挙げて，診断を絞っていく」という臨床推論的なアプローチでは太刀打ちできない可能性があります．ここのマインドセットを切り替えないと，やたらと検査をオーダーしたり，処方が増えたり（ポリファーマシー）してしまうので，「要注意」です．

　臓器別やシステム別のアプローチではなく，高齢者に頻繁にみられる「表現形」を網羅的にみることで，問題点と対処法を考察する評価方法のことを，**包括的高齢者評価**（comprehensive geriatric assessment；CGA）といいます（表2）.

geriatric review of systems と呼ばれる独特の質問項目を駆使して，臓器別ではなく機能別に評価します．

　時間はかかりますが，このような考え方に基づく網羅的なアプローチの効果は絶大です．これは循環器内科医の心臓血管カテーテル検査や消化器内科医の上部や下部消化管内視鏡検査と同様に，老年内科医にとっての切れ味鋭い重要なツールなのです．もっと保険点数がしっかりついて医療経済的に評価されてもよいと，私は思います．

表2　包括的高齢者評価（CGA）の主な評価項目

認知機能
気分障害（うつ，不安）
生活機能
歩行機能
栄養状態，体重減少
薬剤，併存疾患
排泄機能
視覚，聴覚
終末期の考え方

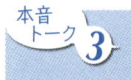 **本音トーク③** **ポリファーマシーは医師の大罪．処方確認と De-prescribing で撃退せよ**

　ポリファーマシー（多剤併用）という言葉があります．定義としては，5剤以上の併用処方を指します．よくいわれることですが，いまだにあとを絶たない事象であり，「わかっちゃいるけど，やめられない」とは，このことです．

　高齢者ケアで問題なのは，1つの薬剤で起こっているかもしれない副作用に対して，さらに薬剤を追加するという行動（処方カスケード）や，効果が乏しいのに慢性的に処方を継続している事例が多いということです．もう1つの問題は，多剤処方の影で，本当に効果があるかもしれない薬剤の処方漏れ（potential prescribing omission：PPO）が行われてしまうことです．

　高齢者で避けるべき薬剤や組み合わせ（Potentially Inappropriate Medications：

PIMs）や薬剤の処方もれ（PPO）は，Beer's Criteria[5]やSTOPP criteria（version 2）[6]などに詳細なリストと理由が書いてあるので，この章では取りあげません．

　まず，ホスピタリストとしては，入院時に服用リストを必ず確認し，入院中に継続すべきかどうかを検討してからオーダーします．これは**処方確認（medication reconciliation）**と呼ばれており，病院機能評価でも厳しくチェックされる手順です．実際，驚くほど，処方しなくてもよいものがありますよね．特に，ビタミン剤，カルシウム製剤，スタチンなどです（コラム 2，3 参照）．筆者は，入院の目的疾患の治療に集中して，相互作用や誤投与を減らすためにも必要最低限の処方に絞っています．患者本人も家族もこの理屈には賛成してくれます．

　さて今度は，退院時です．せっかくの機会ですので，担当のホスピタリストとして「服用リストを整理してあげたいな…」という想いが芽生えます．しかし「患者とかかりつけ医がこれまでに築き上げた信頼関係を壊したくない」や「大事と思って，これまで頑張って飲んできたのに…」という患者のがっかりした顔をみたくないという気持ちも相まって，思わず躊躇してしまうことがあります．

　本章では，表 3 のプロトコルと図 2 の実施方法を紹介します[7]．よろこばしいことに日本においても 2016 年の診療報酬改定で「薬剤調整に関する項目」が新設され，退院時に 6 種類以上服用していた患者で，退院までに 2 種類以上減薬した場合は「薬剤総合評価調整加算」として 250 点が請求できるようになりました．ぜひ，この **De-prescribing** といわれる過程を（自信をもって）実行してほしいと思います．

表3 De-prescribing プロトコルの一例

手　順	実際のプロセス
1. 患者が服用しているすべての薬剤と処方理由を把握する	・患者および家族に自宅からすべての処方薬，漢方薬，市販薬と服薬補助具（薬剤カレンダー，週単位のピルボックス）をもってくるように依頼する ・処方されているが実際のところ服用されていない薬剤があれば，患者にその理由を確認する
2. 患者ごとに多剤併用のリスクを吟味し，どれくらい減処方を重点的にしなければいけないかを決める	・薬剤側の要因：処方の数（もっとも重要なリスク因子），ハイリスク薬剤（Beer's criteria[5]，STOPP criteria[6] 参照），過去もしくは現在の副作用を確認する ・患者側の要因：年齢が 80 歳以上，認知機能障害，複数の併存疾患，薬物乱用歴，複数の処方元，過去もしくは現在のアドヒアランス不良を確認する
3. 以下のカテゴリーに当てはまる薬剤があれば減処方できるかどうかを判断する 　a. 適応がない 　b. 処方カスケードの一部である 　c. 薬剤の副作用リスクが明らかに利益を上回っている 　d. 症状緩和のための薬剤効果がなし，もしくはすでに症状が改善した 　e. 将来の疾病予防のための薬剤だが，余命に見合った効果が見込めない 　f. 薬剤の治療効果が本人に耐え難い苦痛をもたらしている	・以下のような状況に対する処方を指摘する 　1）確定されていない診断に対しての処方 　2）診断名に対して，非典型的な表現形の患者に対する処方 　3）診断は確定済みだが，治療効果のエビデンスが不十分な処方（例．安定狭心症に対するイバブラジン） 　4）効果が見込める期間を超過した処方（例．5 年以上のビスホスフォネート） 　5）効果が見込める年齢を超過した処方（例．70 歳以上へのホルモン補充療法） 　6）他の処方薬の副作用を予防するための処方（例．カルシウム拮抗薬による下腿浮腫に対して処方された利尿薬に対するカリウム製剤） 　7）より副作用リスクが低い代替薬のある処方 　8）高齢者に処方するべきでない薬剤（例．喘息患者への非選択的β阻害薬） 　9）禁忌といわれている処方 　10）よく知られている副作用が明らかに害を及ぼしている処方（例．カルシウム拮抗薬による便秘，α阻害薬による起立性低血圧） 　11）「この薬剤を開始してから，ずっと内服を続けてもよいと思えるほどの効果を感じましたか？」という質問に，患者が「いいえ」と答える処方 　12）「処方のきっかけとなった症状が今も問題を起こしており，対症療法薬を継続する必要性を感じますか？」という質問に，患者が「いいえ」と答える処方 　13）予後や余命に見合った効果のない処方 　・対象となる症状が軽度，常時でない，生活改善で修正可能な場合に，処方の中止を検討する 　・有効性の示されたツールや「この患者が 1 年後に急死していても驚かないか？」という質問を検討して，患者の予後や余命を計算する 　・将来の疾病予防よりも今の QOL を重視するかどうか，患者の価値観を聞き出す 　・「副作用以外の懸念がある処方はありませんか？」と患者に尋ねる 　・内服継続するのが身体的，経済的に苦痛な処方を確認する（例．嚥下しにくい大型の剤形，自己負担額の高いもの，定期的な採血モニタリングを要するワルファリン）
4. 中止する薬剤の優先度をつける	3 つの現実的な基準で決定する 　1. もっともリスクが高くて，利益の少ない薬剤 　2. もっとも中止しやすく，離脱症状も少ない薬剤 　3. もっとも患者自身が中止を望んでいる薬剤（これをきっかけに他の減処方に取り組みやすくなる）/推奨されたフローシート（図2）に従って進める
5. 減処方を実行し，新しい投薬内容の効果をモニタリングする	・患者に十分に説明をして納得してもらう ・1 つの薬剤から順番に中止していき，休薬の影響を確認しやすくする ・漸減が必要な薬剤に関しては，患者に予想される離脱の症状と本人ができる対処法を指示しておく ・患者のケアにかかわるすべての人（医療従事者と家族）に減処方プランを周知しておく ・減処方の理由と結果を正確に診療録に記載する

文献7）より

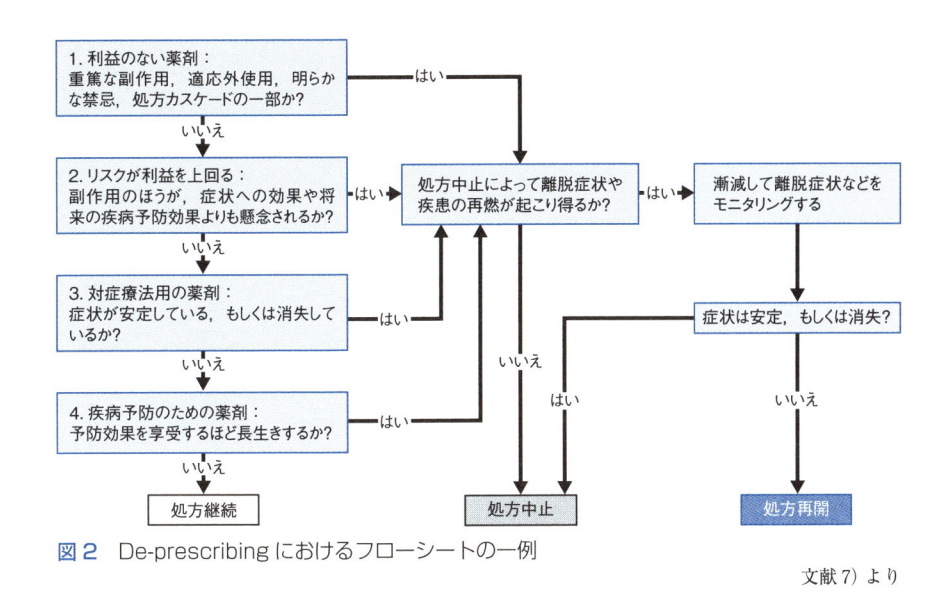

図2 De-prescribing におけるフローシートの一例

文献7) より

---

② 問題薬剤を吊るし上げるのでなく，患者と向き合って対話することが大事

　世界で一番処方されている薬剤クラスの話をしましょう．冠動脈疾患や脳梗塞において，スタチンが果たす1次および2次予防的な役割は数々のメガトライアルでも証明されており，議論の余地はありません．また心血管リスクだけでなく，認知症に対するスタチンの効果も議論が続いています．

　高齢者（70歳以上）を特にターゲットにしたランドマークトライアルとして，2002年のPROSPERトライアルというものがあります[8]．心血管疾患または脳卒中の既往あるいは高リスクの高齢者において，プラバスタチンにより15%もの血管疾患予防のリスク削減を証明し，高齢者

での効果を示しました．

●心血管リスクスコアを使用したら，75歳以上の男性は全員スタチン投与が推奨

　過去に，心筋梗塞，脳梗塞，TIA（一過性脳虚血発作），末梢血管障害などの，いわゆるASCVD（atherosclerotic vascular disease，動脈硬化性心血管疾患）の既往がある患者に対しては，現行の欧米のガイドラインでは「中等度量のスタチン投与」と「耐えられる人には最高量までの漸増」を推奨しています．確実な適応疾患の既往がない場合は，ASCVD risk calculatorといわれる計算式を用いて，12%以上のリスクが計算されたら，やはり同様の処方

が推奨されます.

しかし, この計算式は 40〜79 歳までの患者を対象としたコホート研究に基づいており, それ以上の高齢者ではあまり研究されていません. さらに, 年齢と性別に対する点数比重が高く, 例えば 75 歳男性で, そのほかにまったくリスク因子がなくても, 結果は 18%がリスクとして算定されてしまいます. 同年齢の女性では 8%です. つまり, 75 歳以上の男性は「全員スタチン処方対象」ということです!

しかし, 目の前に低栄養で悩んでおり, 皮下脂肪も年々低下してきている高齢者がいて, 過去に TIA の既往があるからといって, 永続的にスタチンを服用するのをみて, 疑問に思ったことはありませんか?

ガイドラインはガイドラインであって, こうした臨床感覚とかけ離れた推奨のケースでは担当医と患者の相談 (shared decision making) によって処方を決めるべきですよね. これはどの薬剤に関してもいえることですが….

2015 年の JAMA Internal Medicine に興味深いトライアルが報告されました[9]. これは, 「1 年以内に亡くなっていても驚かない」と医師が回答した患者 (平均年齢 74 歳で 48%が主病名に悪性腫瘍の記載) を対象に, スタチン中止群と継続群に割りつけました. アウトカムを 60 日以内の死亡としたことが「短すぎる」と批判もされましたが, スタチンを中止しても生存期間に影響はなく, 逆に QOL は改善したという結果が示されたのです. ただし, スタチン中止が QOL 向上に直接つながったという証明はできず, もしかしたら「担当医が心配して服薬中止を勧めてくれた」という患者側の心理的な満足感であったかもしれない, ともいわれています.

本音トーク4 高齢者ケアは, GEMU で守り, ACE で攻めよ

ホスピタリストは, 患者安全, コスト削減, 医療ケアの質の向上等の病院内での実行部隊として貢献してきました. アメリカ国内には**高齢者専門 ER (Geriatric ER)** があると聞いて驚いたことがあります. 確かに, 高齢者ケアには多職種の介入が必要なので, 病院システム自体をそれに特化させることは理にかなっています. では, どのような取り組みが試されているのでしょうか?

●チームを組んだだけでは「結果」が出ない

高齢者ケアを提供する形態はいろいろありますが, まず導入できる方法としては, 老年内科チームによるコンサルテーションサービスが考えられます. ただ残念ながら, 費用対効果のエビデンスが乏しいのが現状です. 1995 年の NEJM に

UCLA からのトライアル[10] 結果が出ましたが，院内のコンサルテーションサービスだけでは，ADL維持や生存率などに有意な結果を示すことができませんでした．

　20 年経ったらどうなったでしょう？　2016 年の JAMA Internal Medicine の報告[11] では，院内のコンサルトに加えて，Transitional care bridging program といわれる退院後 2 日後〜24 週間後までを担当する在宅訪問ナースによる手厚いサービスでも，入院前と比べて退院 6 カ月後の ADL の維持効果を実証することができませんでした．

　では，病棟として取り組んでみてはどうでしょう？　そこで生まれた概念が，**高齢者の評価と管理専門病棟（geriatric evaluation and management unit；GEMU）**です．これは，急性期治療はほぼ落ち着いたけど，すぐに自宅退院やナーシングホームへの転院が心配な高齢患者を集めて，前述の CGA をじっくりと取り組む病棟のことです．これは効果がありました．

> ● GEMU の効果（改善）
> ・退院後 6 カ月以内の死亡率
> ・認知機能
> ・身体機能の維持
> ・再入院率

のすべてが改善するということが実証されました[12]．

　ただし，これも十分ではありませんでした．なぜか？　それは，入院患者が GEMU に移動してくる頃にはすでに急性期病棟での廃用症候群が生じてしまっており，結局のところあと追いの対策となってしまうからです．

　そこで，そうした課題を克服しようと開発されたのが，**高齢者専門の急性期病棟（Acute Care for the Elderly；ACE）**です．先程の高齢者専門 ER もその 1 つの例です．これは，まさに入院初日から老年症候群の予防に力を注ぐ「攻め」の病棟になります．

　こうした取り組みの代表が 2000 年に Inouye らによって発表された **Hospital**

Elder Life Program (HELP) です[13]. これは確かに効果が高かったのですが, 高齢者ケアを専門とするスタッフを多数導入するため, 人件費が増え, どの病院でも実施できるものではありませんでした. ただ, 概念自体はすばらしいので, 続く研究はこの HELP をもとに改良や修正を加えたものが多くなっています.

●高齢者ケアの未来…

未来はどの方向に進んでいくのでしょうか? 冒頭に述べたように, 入院自体に弊害があるので, 治療の場所を自宅にもっていくという **Hospital at Home (HaH)** が注目されています[14]. これは主に肺炎, 心不全, COPD, 蜂窩織炎などの単一疾患の急性増悪を対象として 1990 年代より研究されている治療戦略で, 自宅に酸素, 点滴輸液や抗菌薬, 吸入器, 理学療法や作業療法, 投薬などを導入することで, 急性期入院とほぼ同一レベルのケアを在宅で提供し, 看護師と医師は毎日訪問するというモデルです. 急性期入院治療と劣らない効果とケアの質が提供でき, IADL の低下を防げると報告されています.

HaH と比べると, その強度は劣るかもしれませんが, 訪問在宅診療の概念は, 日本のほうが欧米より普及しているかもしれませんね. 2008 年に日本で成立した後期高齢者医療制度では, プライマリ・ケア医 (後期高齢者診療料, 地域包括診療料, 地域包括加算) やチームでの在宅医療 (訪問看護基本療養費) で高齢者を支えることが推進される方向でしたが, ホスピタリストにも好影響となる変化 (後期高齢者退院調整加算, 退院支援計画作成加算) もありました. しかし, 後期高齢者終末期相談支援料のようにのちに廃止されたものもあり, まだまだ十分ではありません.

大きなシステムの中で考えると, アメリカでありがたいのは「急性期病棟からの転出先なり, 後方支援施設が豊富にある」ことです. **Skilled Nursing Facility (SNF)** と呼ばれる施設では「リハビリ途中」「酸素療法の漸減中」「抗菌薬治療期間中」「創部治療中」なども対応可能なので, 自宅退院までのステップダウンとして機能しています. ただし, この SNF も年間 90 日までしか保険でカバーされない, などの制約があります. 長期滞在できる療養型ナーシングホームの選択肢が本当に少ないと感じます. そうはいってもアメリカでは, 医療チームはいずれ自宅か, ケアホームを最終到達地としてケアプランを計画していきます. 家族が

在宅介護に不安のある場合には，在宅ホスピスサービスが早期から支援してくれます．

　社会的セーフティネットが乏しく，加入している医療保険によって受けられる支援に大きな差が出てしまうのはアメリカという国の辛辣さですが，システムの中に多様性と選択肢がたくさんあるのは事実です．

　今の日本でホスピタリストとして，高齢者ケアをしていくには，何を重視すればよいのでしょうか？　アメリカのような急性期病院の受け皿となるシステムの充実を待つのは現実的ではないかもしれませんが，在宅医療は日本の強みです．

　私見を述べますと，老年医学の分野は一般内科の範疇にあり，すべてのホスピタリストが備えておくべきスキルの1つだと思います．初期研修医の頃から老年医学のカリキュラムに触れておくのはもちろんですが，実地臨床での多職種（理学療法士，作業療法士，言語聴覚士，メディカルソーシャルワーカー，栄養士など）の取り組みにも，常日頃から精通しておくべきです．院内学会や講演会などでお互いに情報共有し，さらに一歩進んで多職種（multidisciplinary）間の患者ケアカンファレンスを実施することから始めるのはいかがでしょうか？　家族の協力（buy-in）も必要不可欠です．「フレイル」「老年症候群」「終末期」「アドバンスケア計画」などのトピックスに関する患者とその家族への説明資料も充実させるとよいかもしれません．私は「在宅を目的地として，高齢者の入院管理の質を高める」のが，今の日本でのホスピタリストの重大な任務だと感じます．

［野木真将］

あめいろぐ Conference

1. 高齢者ケアでは，まず入院中の hospital hazard を意識せよ
2. frailty（フレイル）には，1人ではなく，必要なリソースを集中投入し，短期決戦！
3. 老年症候群の主訴はあてにせず，複合因子をみつけ，網羅的にアプローチ
4. ポリファーマシーに注意し，De-prescribing を駆使し，退院調整を試みる
5. GEMU や ACE に打開策あり，日本では「在宅ケア」をゴールにすえる

![あめいろぐ] 関連ブログ記事はこちら

1. 「チーフレジデントって何してるの？（後編）」
   (http://ameilog.com/masayukinogi/2014/12/02/135821)

2. 「アメリカ保険制度：内科レジデントの視点から (1)」
   (http://ameilog.com/masatakakawana/2012/03/14/080043)

3. 「透析をやめるとき」
   (http://ameilog.com/takamitsusaigusa/2012/07/31/09832)

4. 「ビタミンサプリはがん予防に効果あり？」（あめいろぐカンファレンス）
   (http://ameilog.com/c/conferences/conference/2)

5. 「『外泊』」
   (http://ameilog.com/kananoshiro/2012/01/31/233835)

コラム ❸ ビタミンD欠乏症の定義は正確でなく，その1次予防効果は誇張されている

　ビタミン剤を漫然と続けていくのはどうかな？　と思うことがしばしばあります．アルコール依存や胃切除術後などがなければ，入院してきたら止められるクラスの薬剤ですよね．無症状であれば，ビタミン剤も「予防」と「利益」の兼ね合いが大事な薬の1つです．

　アメリカでは外来治療の強い武器として USPSTF (the U.S. Preventive Services Task Force，アメリカ予防医療サービス専門作業部会) というガイドラインがあります．そこでは，無症状の人を対象にビタミンDの血中濃度をスクリーニングすることに関しては「推奨する十分なエビデンスがない」としています．それでも，閉経後の女性に対してビタミンD製剤が漫然と投与されているケースをたく

さんみてきました．私の勤務するハワイでは1年中太陽が輝いており，日中少しでも屋外で活動する人で，まともな消化管があれば，ビタミンD欠乏になることは考えにくいです．「ビタミンD製剤が転倒や骨折の予防に効果がある」とするエビデンスも，よくよく読めばナーシングホームなどの長期入所者にもっとも効果が高いことがわかります．

　しかし，USPSTF が「ビタミンD製剤に骨折予防効果がない」と発表したときは多くの反論が起こりました．なぜなら，推奨の根拠となったメタ解析の多くがきちんとビタミンDの血中濃度やアドヒアランスを考慮していなかったからです．そして，ビタミンD製剤だけでは効果が乏しく，カルシウム製剤と同時に服用すること

で効果が出ることを無視したトライアルデザインも批判されたので，ビタミンＤの効果を否定する前に，まずは「注意」が必要です．最近のメタ解析[15]では，「ビタミンＤとカルシウム製剤の組み合わせに骨折予防効果がある」ことを示すものもありますが，他方，否定的なトライアル結果も存在します．

●ビタミンＤ低下が骨折の原因なのか，結果なのか，はっきりしていません

もう１つの問題は，血中のビタミンＤ濃度測定の不正確さです．一応，国際定義では「25-(ＯＨ) ビタミンＤ濃度が20 ng/mL 以下」をビタミンＤ欠乏症の定義としています．これが本当に骨粗鬆症と強く関連するかどうかははっきりわかっ

ていません．実際，黒人は全体的にビタミンＤの血中濃度が低いにもかかわらず「骨折が少ない」というデータもあります．

また「ビタミンＤ濃度は急性炎症期には低い」ということもわかっています．実際，大腿骨頚部骨折後や膝関節置換術後はビタミンＤ血中濃度が低下することがわかっており，その傾向は最大で３カ月間続きます[16]．さらに「25-(ＯＨ) ビタミンＤ濃度が 50 ng/mL 以上の場合は死亡率が上昇する」という逆Ｊカーブ現象も指摘されています (図３)[17]．

ビタミンＤに限ったことではありませんが漫然と続けるのではなく，よくよく吟味してビタミン剤の投与の継続は検討しましょう，という話です．

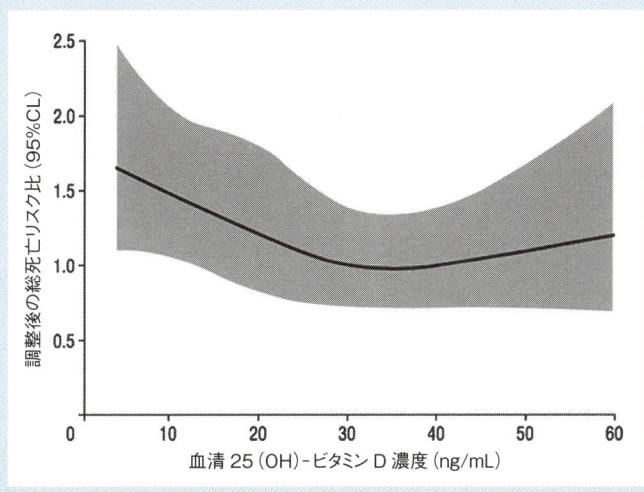

図３ ビタミンＤ血中濃度と死亡率の相関図
National Health and Nutrition Examination Survey (NHANES) - Ⅲの参加者 13,331 名における血清 25-(OH) ビタミンＤ濃度と総死亡率の関係を示した図．血清濃度が 10.9, 20.5, 28.9 と 45.9 ng/mL で転換点がみられる．血清 25-(OH) ビタミン濃度を nmol/L から ng/mL に変換する場合は，2.496 をかける．

文献 17) より

●文献

1) Callahan EH, Thomas DC, et al. Geriatric hospital medicine. Med Clin North Am. 2002 Jul；86（4）：707-29.

2) Benbassat J, Taragin M. Hospital readmissions as a measure of quality of health care：advantages and limitations. Arch Intern Med. 2000 Apr 24；160（8）：1074-81.

3) Hirsch CH, Sommers L, et al. The natural history of functional morbidity in hospitalized older patients. J Am Geriatr Soc. 1990 Dec；38（12）：1296-303.

4) Inouye SK, Studenski S, et al. Geriatric syndromes：clinical, research, and policy implications of a core geriatric concept. J Am Geriatr Soc. 2007 May；55（5）：780-91.

5) By the American Geriatrics Society 2015 Beers Criteria Update Expert Panel. American Geriatrics Society 2015 Updated Beers Criteria for Potentially Inappropriate Medication Use in Older Adults. J Am Geriatr Soc. 2015 Nov；63（11）：2227-46.

6) O'Mahony D, O'Sullivan D, et al. STOPP/START criteria for potentially inappropriate prescribing in older people：version 2. Age and Ageing. 2015 Mar；44（2）：213-8.

7) Scott IA, Hilmer SN, et al. Reducing inappropriate polypharmacy：the process of deprescribing. JAMA Intern Med. 2015 May；175（5）：827-34.

8) Shepherd J, Blauw GJ, et al. Pravastatin in elderly individuals at risk of vascular disease（PROSPER）：a randomised controlled trial. Lancet. 2002 Nov 23；360（9346）：1623-30.

9) Kutner JS, Blatchford PJ, et al. Safety and benefit of discontinuing statin therapy in the setting of advanced, life-limiting illness：a randomized clinical trial. JAMA Intern Med. 2015 May；175（5）：691-700.

10) Reuben DB, Borok GM, et al. A randomized trial of comprehensive geriatric assessment in the care of hospitalized patients. N Engl J Med. 1995 May 18；332（20）：1345-50.

11) Buurman BM, Parlevliet JL, et al. Comprehensive Geriatric Assessment and Transitional Care in Acutely Hospitalized Patients：The Transitional Care Bridge Randomized Clinical Trial. JAMA Intern Med. 2016 Mar；176（3）：302-9.

12) Van Craen K, Braes T, et al. The effectiveness of inpatient geriatric evaluation and management units：a systematic review and meta-analysis. J Am Geriatr Soc. 2010 Jan；58（1）：83-92.

13) Inouye SK, Bogardus ST, et al. The Hospital Elder Life Program：a model of care to prevent cognitive and functional decline in older hospitalized patients. Hospital Elder Life Program. J Am Geriatr Soc. 2000 Dec；48（12）：1697-706.

14) Leff B, Burton L, et al. Comparison of functional outcomes associated with hospital at home care and traditional acute hospital care. J Am Geriatr Soc. 2009 Feb；57（2）：273-8.

15) Avenell A, Mak JCS, et al. Vitamin D and vitamin D analogues for preventing fractures in post-menopausal women and older men. Cochrane Database Syst Rev. 2014 Apr 14；（4）：CD000227.

16) Waldron JL, Ashby HL, et al. Vitamin D：a negative acute phase reactant. J Clin Pathol. 2013 Jul；66（7）：620-2.

17) Melamed ML, Michos ED, et al. 25-hydroxyvitamin D levels and the risk of mortality in the general population. Arch Intern Med. 2008 Aug 11；168（15）：1629-37.

10. 緩和ケア

Death is not the opposite of life, but a part of it.

from the book "Blind willow, sleeping woman" [1]

—— *Haruki Murakami*（*1949～*）

死は人生の対極ではないが，その一部分ではある．

本音トーク 1 緩和ケアは日常診療にブレンドしているべき

　緩和医療（palliative medicine）という用語の定義は種々ありますが，ここでは Morrison らの提言から引用します[2]．そこでは，「緩和医療とは，致死的な疾患で苦しむ患者の症状のマネジメントと QOL（Quality of Life）の改善に焦点をあてた分野」とあります．これだけでは説明できないほど複雑な分野なので，アメリカでは 2007 年から緩和医療は専門分野として認知され，フェローシップトレーニングプログラムも誕生しました．しかし，緩和ケアって，そんなに大袈裟なものでしょうか？

　ホスピタリストとして入院患者の診療に日々あたっていると，高頻度で「痛み」「吐き気」「食欲不振」「呼吸苦」「抑うつ状態」「不安」などの症状に対応しているように感じます．これは原疾患そのものから起こるだけでなく，われわれ医師が施す治療や手技によっても起こりますよね（つまり「医原性」）．「内科医は診断のスペシャリストである！」「正しい治療をするにはまず正確な診断が大切！」と御託を並べる前に，目の前で苦しんでいる患者の症状緩和ができる医師が信頼される医師だ，と私は思います．実際に患者としてそのような体験をしたことがあれば，なおのことそう思いますよね．

　つまり緩和ケアは日常診療のどの段階でもホスピタリストにとって必要なスキルであるということです．そして「ホスピスケア（hospice care）」と「緩和ケア

（palliative care）」は同義ではありません．あるときから緩和ケアに切り替わるのではなく，「根治を目指した治療（curative care）」と同時進行に「緩和ケア」が存在し，その比率は患者のそのときどきの状況と治療目標（goals of care）に影響されるのです．最近では緩和ケアの同義語として，支持ケア（supportive care）も目にします．この概念を図にしたのが図 1 です[3]．

表 1[4] には，2002 年の WHO 定義の全文を引用していますが，「早期に導入される」ことや「心理社会的な面やスピリチュアルな面を考慮する」こと，「チームでアプローチが勧められる」ことなどもポイントとして記載されています．アメリカで臨床をするようになって，この概念が浸透しているのを本当によく感じます．

そのほか，緩和ケアを推進させた要因は多数あるのですが，経済的な観念から

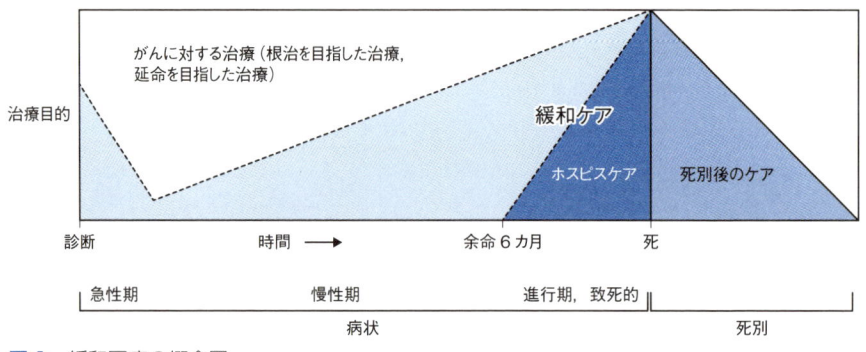

図 1　緩和医療の概念図

文献 3) より

表 1　世界保健機構（WHO）による緩和ケアの定義（2002 年）

- ・痛みやその他の苦痛な症状を和らげる
- ・生命を尊重し，死を自然の過程と認める
- ・死を早めたり，引き延ばしたりしない
- ・患者ケアの心理的側面とスピリチュアルな側面を統合する
- ・死を迎えるまで患者が人生を積極的に生きてゆけるように支える
- ・家族が患者の闘病経過や自分自身の死別悲嘆に対処できるように支える
- ・チームアプローチを用いて患者と家族のニーズに取り組む．必要に応じて死別後のカウンセリングの提供も含まれる
- ・QOL を高め，病気の経過に対してよい影響を与える
- ・疾患の早期から適用することが可能であり，化学療法や放射線治療など延命を目指す他の治療と並行して行われる．また，不快な合併症をよりよく理解しマネジメントするために必要な検査も含まれる

文献 4) より

いうと，1980 年代からアメリカでは，

終末期の医療費が支出の大きな割合を占めているのではないか？

という議論が起こります．有名な Government Accountability Office（GAO）の 2015 年報告として，「全米で 5%の Medicaid 加入患者が Medicaid 関連の医療費の 50%を消費している．そしてかなりの割合が死ぬ直前の 1 カ月で使われる」[5] があります．

統計に詳しい人たちが全米のデータベースをもとに検討するわけですが，なんせインパクトが大きいのでマスコミも大体的に取り上げ，「死を免れないのに，無駄に医療費を使っている」などと議論になりました．

ですが，注意したいのは，あくまでも統計の話であるということと，1 つの集団を対象に調査しており，全体ではないということです．確かにアメリカの **Medicare（高齢者向けの公的保険）**の支出（0.65 兆ドル）が医療費総額（3.2 兆ドル）の約 20%（2016 年度データ）を占めていることを考えると，Medicare のデータベースで計算したら大多数の患者を分析することになるのは間違いありません．しかし，Medicaid，private insurance，高齢者療養施設，private pay を含めた 2011 年度の追研究[6]では，個人あたりの医療費総額が上位 5%の人口 1,800 万人のうち，同年度中に終末期医療を受けたのは 11%（200 万人）という結果でした．金額でいうと，終末期医療に使われたのは直接患者のケアにかかわる 2011 年度医療費年額の 1.6 兆ドル（事務関係費用も含めた 2011 年度医療費総額は 2.7 兆ドル）のうちの 13%程度（0.2 兆ドル）でした．ただし，ここには介護者にかかる間接的な費用や社会的損失は考慮されていませんでした．

●追い風となるエビデンスが出たのが 2010 年

緩和ケアを浸透させてきたのは経済的な要因だけではなく，不毛で苦痛の多い終末期ケアをよく思わない医療従事者とその家族との協同の努力があってこそのことだと，私は思います．さらに，エビデンスの点で大きく後押ししたのが，2010 年に NEJM に掲載された転移性肺がんをもつ患者を対象としたランダム化比較試験（RCT）です[7]．ここでは早期に緩和ケアを導入した群が，最後まで標準治療を施した群に比べて QOL もよく，うつ症状が少ないだけでなく，平均して約 3 カ月も長生きをしたという結果が得られました．「最後まで化学療法で戦

えばきっと生存期間を伸ばせる」という概念に疑問を投げかけるには，十分なエビデンスでした．とはいっても「がんは治療するな」というわけではないので誤解のないように！

本音トーク 2 緩和ケアは more care，あらゆるコミュニケーションを駆使する

　ホスピタリストとして，入院患者に緩和ケアの概念を紹介すると，家族から怪訝な顔をされることがあります．「治療を諦めるのか…？」「もう治らないって，いいたいのか…？」という感情が直接，または間接的に伝わってくるのがわかります．ここで，私がいつもいうのが，「緩和ケアは治療から手を引くことではありません．むしろ今よりもリソースを導入して，**もっとケア（more care）**をすることを意味します．ただ，治療目標が病院に来て完全寛解を狙って過ごすことではなく，なるべく家族と自宅で過ごす質の高い時間を増やすことになるのです」という内容です．別のいい方をすれば，**より一層の手厚いケア（extra layer of support）**ともいいます．

　こう説明すると納得してもらえるケースもありますし，それでも納得いかない場合は院内の緩和ケアチームに手伝ってもらいます．その際も，緩和ケアチームだけで患者を訪問するのではなく，ホスピタリストと一緒に入室して自己紹介することで，

担当が「切り替わる」のではなく，「もう一層追加される」

というニュアンスを伝えることができ，患者側の心理として「見捨てられる」という気持ちを防ぐことができます．

　冒頭で緩和ケアは複雑な分野と書きましたが，どのような要素があるのでしょうか？　本当に more care なのでしょうか？　そこで 2009 年の緩和ケアガイドラインからの引用を示してみます（表2）[8]．ここでは，緩和ケアが4つのドメインに分けて整理されており，1つひとつのケアの内容が充実しているのがわかります．

表 2 緩和ケアの要素

分 野	例
身体的ケア	痛み，息切れ，嘔気，倦怠感，食欲不振，不眠，混乱，便秘，治療による副作用，機能障害，治療効果と代替治療，患者と家族の望み
心理的ケア	不安，抑うつ，介護の必要性もしくは家族の提供力，ストレス，患者と家族の死別反応リスク，ストレスへの適応方法
社会的ケア	家族構成と地理的分布，文化的な悩みとニーズ，経済的な悩み，性別特有の悩み，生活状況，介護者/移動手段/処方薬や市販薬へのアクセス
霊的，宗教的ケア	宗教的背景，信条，患者と家族の宗教的活動，希望と恐れ，終末期にやるべきこと，死の迎え方と迎える場所

文献 8) より

　身体的なケアだけでなく，精神的，社会的，スピリチュアルな側面からケアを検討されており，確かに more care なのです．そして，医師から余命 6 カ月の見込みを要するホスピスとは違い，

緩和ケアは，どの段階からも導入してもいい

のです．つまり，やがて根治を目指した治療（curative treatment）を強いることが不利益や苦痛であると認識できた時点で，緩和ケアが主流になるのです．

● いつ緩和ケアを導入するべきか？

　緩和ケアは 1 人でするのではなく，多職種でアプローチするものなのでコミュニケーションが大事になります．「プライマリケア医のほうが，患者と長い関係を築いているのだから緩和ケアに適任じゃないか…？」という意見もあります．しかし，長い関係を築いているからこそいい出しにくいこともあります．また，ホスピタリストとして新鮮な目で，これまでの経過を一緒に患者とその家族と振り返ることで，悪化してきた病状の経過とこれからどの方向に向かうのか，という予測が立てやすくなります．こうした視点をもって，患者とその家族の意向を言語化し，他の診療チームに伝えることがホスピタリストの役割です．緩和ケアを専門にするチームもありますが，対応する患者層が高齢化している今，専門チームだけではマンパワーが足りないのです．

　病院内のプライマリチームとして，以下の 3 点がホスピタリストに求められる緩和ケアの基本技能といえます．

そして，他の専門科医も同様ですが，「どの症例を緩和ケア専門医にコンサルトするべきか…？」を判断するのも，ホスピタリストとしての重要な役割になります．

いつ緩和ケアを導入すべきか？　というタイミングに関しては，「この患者が向こう 12 カ月以内に死亡したと聞いても，驚きませんか…？」という医療従事者に対する質問が有効です．この質問の答えが「はい」ならば，緩和ケアを検討するタイミングといえます．そのほか，基礎疾患の悪化，生活機能の急速な低下（機能低下，フレイル），頻回の再入院，大掛かりなデバイスの導入［胃瘻，体内埋め込み型除細動器（ICD），在宅酸素，血液透析，臓器移植，骨髄移植］なども適切なタイミングといえます（表 3）[9]．

なお，緩和ケア導入の会話には，予後不良な事実を伝え，それに対する感情を共感的態度で受け止め，また事実と今後のことを相談していくという非常に繊細な技術を要します．会話のコツを「Do's and Don'ts」の形で Bernacki らが紹介しています（表 4）[9]．

表3 終末期の会話を開始するきっかけとなる状態の一例

悪性腫瘍
- 予後に関するもの
  「向こう1年以内に亡くなっていたとしても驚きませんか?」という医療従事者への質問
- 疾患に関するもの
  非小細胞肺がん,膵がん,膠芽細胞腫の診断
  70歳以上で急性骨髄性白血病の診断
- 治療経過に関するもの
  3種類目の抗がん剤レジメンを開始

慢性閉塞性肺疾患
- これ以上の治療選択肢がない
- 機能的低下
- 症状の頻回な急性増悪
- 酸素補充療法が必要
- 入院管理を要する

慢性心不全
- 症状の悪化
- 身体機能の低下
- 入院管理を要する
- 利尿薬の必要量が増加
- 低血圧
- 高窒素血症
- 陽性変力作用をもつ薬剤の開始
- 初回,もしくは再発性の心原性ショック

透析を要する慢性腎不全
- 予後に関するもの
  「向こう1年以内に亡くなっていたとしても驚きませんか?」という医療従事者への質問
- 血清アルブミン値が3.5 g/dL以下
- 高齢
- 認知症
- 末梢動脈硬化症

その他の内科疾患
- 80歳以上で入院加療が必要
- 予後を計算するツールの結果 (https://.eprognosis.ucsf.edu)

表4 緩和ケアにおけるコミュニケーションのコツ

Do (するべき)	Don't (避けるべき)
直接的で正直な予後を伝える	予後に関する質問への返答を避ける
不確定さを認めながらも,予後は範囲(数時間から数日,数日から1週間,数週間から数カ月など)で伝える	曖昧な(例.治癒不能)表現や限定的な情報(例. 6カ月しかありません)を伝える
情報を消化できるように沈黙の間をつくる	会話の半分以上を話す
感情を受け止めて,掘り下げる	強い感情(悲しみ,怒り,恐れ)に対して,事実で答える
患者のQOL,目標,恐れ,心配事に集中する	医学的な手技(気管内挿管,人工呼吸,透析など)に固執する

● 用語は大事…

アメリカに来て研修を始めたときに驚いたのは「**入院時に必ず心肺蘇生に関する方針（code status）**」を尋ねることでした．電子カルテに入院オーダーを入力する際，これは必須であり入力しないとオーダーできない，という徹底ぶりでした．前回入院時に入力してあれば「前回と変わりないですか？」で済むのですが，初めての入院の場合は厄介です．

入院するという事実に加えて，担当医からの浴びせかけられる情報の洪水でノックアウト寸前の精神状態のときに，この蘇生に関する会話は正直いって苦痛です．ホスピタリストとして「いやー，ほかの治療行為に関して同意を得るのと一緒ですよ」といった態度をとる場合もあれば，「もちろん今晩すぐに，何か起こるとは思ってないですよ．ただ，何が起こるかわからないのが急性期の治療なのです．慌てて重大なことを決めるよりは，患者さんが元気なうちに希望を確認しておきたいのです」と真摯に尋ねる場合もあります．

避けるべきは「入院時に必ず聞くことが決まっているのです．とりあえずどれでもいいので選んでください」などと，ホテルのチェックインで翌朝の朝食の有無を聞くかのような，無機質で人間味のない態度を取ることです．また「あなたのしたいように何でも致します」という態度は一見丁寧ですが，意思決定を医療の素人である患者に丸投げしているようで好ましくありません．

理想的な会話は「蘇生に関する意思は重要なことなので，今のうちに対話を開始しておくと，あとで状態がもし悪化した場合に一緒に最良の決定ができるようになります」でしょうか．どうしても言葉だけで表現すると，伝わりにくい，時間がかかる，という場合は，映像も併用すると効果が高いようです．ハーバード大学の Dr.Volantes を中心とするグループが多職種と綿密に計画して advanced care planning（ACP）video（https://www.acpdecisions.org/）を作成（他言語にも翻訳）し，RCT[10] なども実施してその効果を証明しています．

一方，「**Do not resuscitate（DNR，心肺蘇生行為をしない）**」という用

語は広く使われますが，どうもネガティブな印象を患者と医療従事者の双方にもたれやすい感じがします．「(not) しない」のはあくまでも心肺停止時の蘇生行為だけのはずですが，患者にしてみれば「精一杯治療してくれないのではないか…？」と不安になります．また「DNR ですから，ICU には行かないですよね？」と平然と聞いてくる看護師などもいて，私自身，困ることがあります．DNR の意思が明記されていると「医療従事者の治療方針決定が消極的になる」という事象は 1980 年代から国を問わず，何度も研究で証明されてきました[11]．キャリアの若いうちから教育を徹底してすべての職種で共通認識をもちたいものです．これらの解決策として「蘇生行為以外のすべてのケアをする (full care without resuscitation)」や「自然な形の死を望む (allow natural death)」という用語を使用している施設もあります．用語って，大事ですね．

本音トーク 3 オピオイドでは「痛みの詳細」「患者適合」「切り替え時」に気をつける

2004 年に National Consensus Project[8] から報告された，緩和ケアに関するガイドラインによると，良質な緩和ケアは 8 つのドメインからなるとされています．

> ● 良質な緩和ケア 8 つのドメイン
> 1. ケアの計画と実行手順
> 2. ケアの身体的要素
> 3. ケアの精神心理的要素
> 4. ケアの社会的要素
> 5. ケアの霊的要素
> 6. ケアの文化的要素
> 7. 死期が近づいている患者へのケア
> 8. ケアの倫理的，法的な要素

文献 8) より

ガイドラインの詳細解説は成書に譲りますが，本章では「2. ケアの身体的要素」（身体的側面）におけるホスピタリストの役割を「オピオイド処方の日常診療で感じるポイント」として述べたいと思います.

　まず，緩和ケアの身体的側面は一番頻度の高い症状緩和がポイントですよね.「痛み」「吐き気」「呼吸苦」「便秘」などでしょうか. Fast Facts（https://www.mypcnow.org/fast-facts）と呼ばれる簡潔な資料がウェブで入手可能ですので，参考にするといいでしょう.
　アメリカでホスピタリストをしていて，日本と違うなぁと感じることの1つが，

麻薬（オピオイド）の処方頻度と量が多い

　ことでしょうか. 疼痛，嘔気，便秘の管理がすべて麻薬の扱いの中で登場する症状ですから，ここを中心に論じます.

●痛みの対応に敏感なアメリカ

　1995年に発表されたSUPPORT（Study to Understand Prognoses and Preferences for Outcomes and Risks of Treatments）trial では，当時の努力では終末期医療の質は上がらないばかりか，約40％の入院患者が死亡する3日以内に強い疼痛を感じていたと報告されました[12]. 続く1996年にはアメリカ疼痛学会（APS）の宣言で，「**pain as the 5th vital sign（疼痛は第5のバイタルサインだ）**」というフレーズを紹介して，患者の疼痛をもっと正確に把握して綿密に対応するように注意を喚起しました. 長時間作用型のオキシコンチン® が認可されたのもそのあたりです. 当初はがん末期の疼痛管理に使われることが多かったのですが，最初からがん以外の慢性疼痛にも適応があったことと，各種方面からの啓蒙活動や患者団体の主張によって，筋骨格系の痛み（腰痛，膝痛）や術後の痛みにも麻薬が処方されるようになりました.

●アメリカでの麻薬処方は危険な状態に…

　その結果，アメリカでは麻薬の処方量が劇的に増えて，乱用や事故による死亡例も増加し社会問題になりました. ついに2016年にはアメリカ医師会（AMA）が「疼痛は第5のバイタルサイン」というコンセプトを取り下げるように宣言しました.

ここまで読むと「やっぱりオピオイドは怖いな．迂闊に処方しないでおこう．日本では規制も厳しいし」と思われるかもしれませんが，そうではありません．ホスピタリストとしての限界を知って麻薬の処方管理は専門医に相談することも大事ですが，適切に使用すれば患者の緩和ケアが劇的に改善することも理解しなければなりません．

　非専門医のホスピタリストとして，オピオイドの処方で気をつけるべきは，次の2点です．

> 1.　痛みの詳細は突き詰めたか？
> 2.　このオピオイドはこの患者に合っているのか？

　1.に関しては，どの疾患でも一緒ですが，詳細な問診と診察に尽きます．ピットフォールは「神経痛だと（それを把握できずに）オピオイドで対処しようとする」ことでしょうか…．神経痛には，ほかにガバペンチン（gabapentin），プレガバリン（pregabalin），ノルトリプチリン（nortriptyline）などが有用です．外用薬でリドカイン（lidocaine）のパッチや capsaicin cream（国内未承認）なども上手に使いたいですね．使用頻度は低いのですが，コルチコステロイド（corticosteroid），クロニジン（clonidine），プラゾシン（prazosin），テラゾシン（terazosin），ケタミン（ketamine）なども神経痛に有効であるという報告もあります．

　そして，常に客観性をもたせるためにも，痛みの表現と定量化に気をつけます．0〜10 の pain scale もいいのですが，上手に表現できない患者には **Wong-Baker FACES pain scale** を使用してもいいかもしれません（図2）．

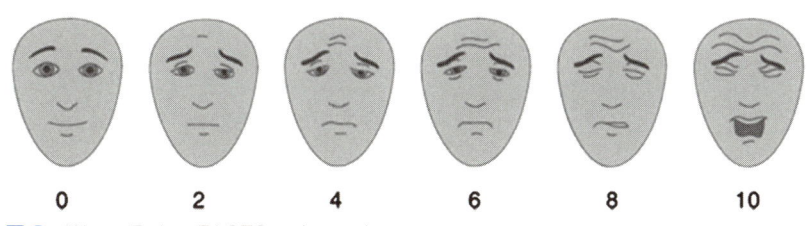

| 0 | 2 | 4 | 6 | 8 | 10 |

図2　Wong-Baker FACES pain scale

2. に関しては，効果判定と副作用のモニタリングが有効ですね．特に腎機能が低下している患者や高齢者にはモルヒネ（morphine）は極力使わないようにします．モルヒネの代謝物が蓄積してミオクローヌスやせん妄を誘発するからです．透析患者の場合はフェンタニル（fentanyl），メサドン（methadone）が比較的安全ですが，メサドンは半減期の長さに注意です．「呼吸抑制に注意！」などと書かれていますが，少量から適切に開始すると，副作用はそれほどみられないと思います．

　アメリカの実臨床ではオキシコドン（oxycodone）と hydrocodone（国内未承認）がアセトアミノフェン（acetaminophen）との合剤として頻繁に処方されます．あるオピオイドがほかのものより勧められる証拠は特にないのですが，ときに患者から「前回○○は効かなかったから，今回は△△にしてほしい」といわれることがあります．その際注意しなければならないのは，前医がきちんと同じ強度の処方量（equianalgesic dose）を使用していたかどうかを確認することです．確かに個人個人で代謝や反応が異なるのですが，「効かない」と決めつけると選択肢が減りますし，そこは慎重に見極める必要があると思います．

●オピオイドの変更時は要注意！

　また，1つのオピオイドから別のものに切り替えるときには**不完全な交叉耐性（incomplete cross tolerance）**を考慮しましょう．例えば，ある患者が経口のモルヒネ 90 mg/day を使用しても効果が乏しくなってきた場合，経口のオキシコドンに切り替えるとします．そのまま換算するとモルヒネ 90 mg はオキシコドン 60 mg と同等になるのですが，この患者では長期間の曝露によりモルヒネに対しては抵抗性を示しているのでモルヒネ 90 mg に耐えられていたのかもしれません．その代わり，まだ曝露のないオキシコドンには抵抗性がまだできていないので，オキシコドン 60 mg をいきなり投与すると多すぎる心配があります．たいてい 25〜50％ は減量して新しいオピオイドは開始しますので，この場合はオキシコドン 30〜40 mg くらいが妥当です．

　オピオイドの副作用に関する解説は成書に譲りますが，日常診療で気をつけなければならないのは，鎮静や嘔気などでは処方当初の 1 週間を乗り切れば体が慣れてくるのに対して，便秘にはこの「慣れ」がないということです．以前「オピ

オイドの処方を右手で書きながら，左手で便秘予防の薬を処方しろ」と指導され
たのを思い出します．オピオイド誘発性の便秘による腹痛に対して再度オピオイ
ドを処方する，そのような診療をみると，自分はそうならないように気をつけよ
うと思います．難治性のオピオイド誘発性の便秘に対して，アメリカで便利だ
なぁと思ったのは methylnaltrexone（国内未承認）の存在でした．皮下注で投与
するオピオイドの拮抗薬ですが，なんと脳血流関門（blood-brain barrier）を通過
しないため，鎮痛作用は打ち消さずに消化管の受容体だけを拮抗することができ
ます．鍼灸などが発達してないアメリカの臨床現場ではとても重宝します．

本音トーク④ 看取りには，効果的な対話と協同的意思決定が必要

　ホスピタリストとして，病院内で「看取る」機会はよくあります．統計的には，
アメリカの Medicare 受給者のうち 25％は急性期病院で亡くなるそうです．看取
りの心得や作法は国や宗教，信条によっても異なるので詳細に述べるつもりはあ
りませんが，著者として気をつけているポイントをいくつか紹介します．

●患者は予後を正確に伝えてほしい！
　日米で臨床をしていて感じる違いの１つに，患者本人の診療へかかわる姿勢が
あります．看取りもしかりです．あくまでも患者「本人」が決めたい，情報はす
べて包み隠さず患者「本人」が聞きたい，そう思っているケースが多いように感
じます．
　実際，死期が近づいた患者やその家族は予後をどう思っているでしょうか？
Virdun らはアメリカ，カナダ，欧州での研究をメタ解析[13]の形で図3のように
まとめています．
　このうち，**効果的な対話と協同的意思決定**を促進するためには予後をきちんと
伝えることが重要です．予後の予測には，現在の生活機能（functional status），
健康状態の悪化速度（trajectory of illness），および重要な臓器の機能不全（心不
全，腎不全，呼吸不全など）の３点が重要だと思います．例えば，「数カ月前に
は自立歩行していたのに，今はほとんどベッドの中」などは急激な生活機能の低
下例であり，予後不良に分類されます．

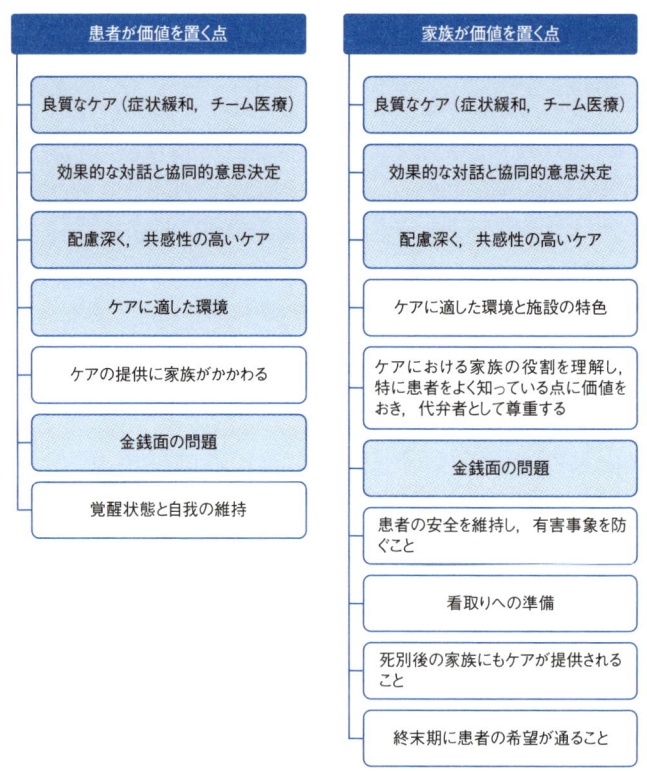

患者が価値を置く点	家族が価値を置く点
良質なケア（症状緩和，チーム医療）	良質なケア（症状緩和，チーム医療）
効果的な対話と協同的意思決定	効果的な対話と協同的意思決定
配慮深く，共感性の高いケア	配慮深く，共感性の高いケア
ケアに適した環境	ケアに適した環境と施設の特色
ケアの提供に家族がかかわる	ケアにおける家族の役割を理解し，特に患者をよく知っている点に価値をおき，代弁者として尊重する
金銭面の問題	金銭面の問題
覚醒状態と自我の維持	患者の安全を維持し，有害事象を防ぐこと
	看取りへの準備
	死別後の家族にもケアが提供されること
	終末期に患者の希望が通ること

図3 死期が近づいた患者と家族の価値観
患者側と家族側との共通事項を網かけで示している.

文献 13) より

● 患者の意向を知らない DPOA は役に立たない

designated power of attorney（DPOA）という言葉があります．患者本人があらかじめ指名しておく，意思決定の代行者のことです．早めに正直な予後を患者「本人」に伝えておくことで，患者がこの DPOA を指名するだけでなく，死の迎え方などの価値観を伝えておく時間を与えることができます．臨床現場では DPOA を絶対的存在のように扱うスタッフもいますが，ホスピタリストとしてはあくまでも患者「本人」の意思が大切であり，本人の意向をあまり把握していない DPOA は残念ながら役に立ちません．

アメリカでは患者本人の意思確認には，provider's order for life sustaining treatment（POLST）という用紙が活用されています．以前の P は physician の略でしたが，法改正にともない医師以外の医療従事者であるソーシャルワーカー，advanced practice registered nurse（APRN），physician assistant（PA）なども記入できるようになったので，今は provider の略になっています．この用紙では，蘇生措置だけでなく，緩和ケアや経管栄養ができなくなった場合の処置の希望なども記入されており，明確に本人の意思が伝わります．私の勤務している病院では，入院時に DNR の希望を示した患者のうち，30%以上が退院時までに POLST 用紙を記載確認もしくは新規記載することを 1 つの到達目標として quality measure に挙げているくらいです．

将来的には，動画で撮影した本人の蘇生処置や治療目標（goals of care）などへの意思表明を電子カルテ上に記録しておくことで，誤解のない情報伝達が可能になればいいなと思います．予後が悪いことを医療従事者側も患者本人も理解すれば，ホスピスへの導入がとてもスムーズに感じます．在宅ホスピスのサービスも充実していますし，施設でのホスピスも受け皿がしっかりとあるように感じます．ホスピタリストとしては，それまでに不要な検査，処置，投薬をしっかりと整理することに集中すればいいのです．

●最後に

限られた誌面で緩和ケアという壮大なテーマについて述べるのは難しいですが，日常診療でホスピタリストとして感じることに絞ってまとめました．悩むケースは多々ありますが，もめるケースが少ないのは多職種との協力と，良質なコミュニケーションの賜物と思っています．

［野木真将］

あめいろぐ Conference

1. 緩和ケアは日常診療のどの段階でもホスピタリストに必要なスキル
2. 緩和ケアは「もっとケア（more care）」と説明する
3. 「患者が 1 年以内に死亡…？」の可能性ありならば，要検討の時期
4. 痛みを突き詰め，オピオイドの適合性を検討し，切り替え時には細心の注意を！

あめいろぐ 関連ブログ記事はこちら

1. 「医療従事者の価値観」
   （http://ameilog.com/hirokisaito/2013/03/31/113121）

2. 「痛みと Patient Satisfaction と中毒 (1)」
   （http://ameilog.com/miwakokobayashi/2012/05/06/014541）

3. 「痛みと Patient Satisfaction と中毒 (2)」
   （http://ameilog.com/miwakokobayashi/2012/05/06/015055）

●文献

1) Haruki Murakami（著）. Blind Willow, Sleeping Woman. Vintage, 2007.
2) Morrison RS, Meier DE. Clinical practice. Palliative care. N Engl J Med. 2004 Jun 17；350（25）：2582-90.
3) Ferris FD, Bruera E, et al. Palliative cancer care a decade later：accomplishments, the need, next steps -from the American Society of Clinical Oncology. J Clin Oncol. 2009 Jun 20；27（18）：3052-8.
4) http://www.who.int/cancer/palliative/definition/en/.
5) United States Government Accountability Office.MEDICAID：A Small Share of Enrollees Consistently Accounted for a Large Share of Expenditures. GAO-15-460：Published：May 8, 2015. Publicly Released：May 8, 2015（http://www.gao.gov/assets/680/670112.pdf）.
6) Aldridge MD, Kelley AS. The Myth Regarding the High Cost of End-of-Life Care. Am J Public Health. 2015 Dec；105（12）：2411-5.
7) Temel JS, Greer JA, et al. Early Palliative Care for Patients with Metastatic Non–Small-Cell Lung Cancer. N Engl J Med. 2010 Aug 19；363（8）：733-42.
8) American Academy of Hospice and Palliative Medicine；Center to Advance Palliative Care；Hospice and Palliative Nurses Association；Last Acts Partnership；National Hospice and Palliative Care Organization. National Consensus Project for Quality Palliative Care：Clinical Practice Guidelines for quality palliative care, executive summary. J Palliat Med. 2004 Oct；7（5）：611-27.
9) Bernacki RE, Block SD, American College of Physicians High Value Care Task Force. Communication

about serious illness care goals : a review and synthesis of best practices. JAMA Intern Med. 2014 Dec ; 174（12）: 1994-2003.

10） El-Jawahri A, Mitchell SL, et al. A Randomized Controlled Trial of a CPR and Intubation Video Decision Support Tool for Hospitalized Patients. J Gen Intern Med. 2015 Aug ; 30（8）: 1071-80.

11） Beach MC, Morrison RS. The effect of do-not-resuscitate orders on physician decision-making. J Am Geriatr Soc. 2002 Dec ; 50（12）: 2057-61.

12） A controlled trial to improve care for seriously ill hospitalized patients. The study to understand prognoses and preferences for outcomes and risks of treatments（SUPPORT）. The SUPPORT Principal Investigators. JAMA. 1995 Nov 22-29 ; 274（20）: 1591-8.

13） Virdun C, Luckett T, et al. J. Dying in the hospital setting : A meta-synthesis identifying the elements of end-of-life care that patients and their families describe as being important. Palliat Med. 2017 Jul ; 31（7）: 587-601.

11. 医原性トラブルの予防と対処法

　ホスピタリストとして，なるべく安全に最短期間の入院日数で患者を治療したいとは思うのですが，われわれの実施する検査や治療にはどうしてもリスクがともないます．私たちは，常にその「リスク」と「ベネフィット」を天秤にかけて診療しています．本章では，ホスピタリストの臨床で頻度の高い状況として，「造影剤腎症」「肝硬変患者の INR 上昇」「輸血オーダー」「抗凝固薬使用にともなう急性出血」の4つをピックアップし，解説します．

本音トーク 1 造影剤腎症は恐れるなかれ!? 要注意は「糖尿病＋CKD」

　日本で診療していたときには，毎回のように**造影剤腎症（contrast induced nephropathy；CIN）**とアレルギーのリスクを説明したうえで「同意書」を医師がとっていた覚えがあるのですが，アメリカでホスピタリストをしていると，同意書をとっていないことに驚きました．もしかしてそんなに頻繁なものではないのか？と思って統計を調べてみました．

　まず，造影剤による腎症に限っていえば，どれくらいの発生頻度なのでしょうか？　本邦の『腎障害患者におけるヨード造影剤使用に関するガイドライン2012』[1] を参考に表1をまとめました．

表1 造影剤腎症（CIN）の発症率に関するエビデンスのまとめ

報告者	対象検査 (N)	CIN の定義	eGFR＞60 （CKD なし）	eGFR＜60 （CKD あり）
Nikolsky 2004	**冠動脈造影** PCI＋DM (N＝1,575)	検査48時間後にScr＞25%または0.5mg/dL上昇	15% 透析必要例：0.1% （透析離脱率データ提供なし）	27% 透析必要例：3.1% （透析離脱率データ提供なし）
Dangas 2005	**冠動脈造影 PCI** (N＝7,230)		13.1%（透析導入と離脱率データ提供なし）	19.2%（透析導入と離脱率データ提供なし）
Weisbord 2008	**経静脈造影 CT** (N＝421) *84%予防策あり		データなし	eGFR 45〜59：6% eGFR＜45：8〜18% 透析必要例：0%
Kim 2010	**経静脈造影 CT** (N＝520) *100%予防策あり		データなし	eGFR 45-59：0% eGFR 30〜44：2.9% eGFR＜30：12.1% （透析導入の3例のうち，慢性透析に移行したのは1例：全体の0.2%)

PCI（経皮的冠動脈インターベンション），DM（糖尿病），Scr（血清クレアチニン），eGFR（糸球体濾過量）
文献1) より

●CKD があっても eGFR 30 以上なら予防策をしての造影 CT 検査は許容される

表1 からもわかるように，冠動脈造影をするよりも，経静脈的に投与する造影 CT 検査のほうが造影剤腎症の発生頻度は低いです．驚いたことに**慢性腎疾患 (chronic kidney disease；CKD)** を有していても eGFR（糸球体濾過量）30以上であれば，透析を必要とする頻度は少ないのです．韓国の Kim らは eGFR 30 未満の患者における造影 CT 検査のアウトカムを報告し，「この患者層には避けるべき」ということを強調しました．Kim らの報告[2] では，eGFR＜30 で透析が必要になった13人のうち，1人を除いて最終的には透析を離脱できています．長期的にみれば eGFR＜30 でも造影 CT 検査は許容されうるのかもしれませんが，われわれホスピタリストにとっては検査後に透析を導入するのは入院期間も伸びるため，なるべくなら避けたいですよね．

●本当に要注意なのは糖尿病＋CKD stage G3b 以上！

図1 は Kim らの報告をまとめたものですが，「糖尿病＋CKD」の存在がもっとも危険で，eGFR が45以下になってくると要注意ということがわかります．実

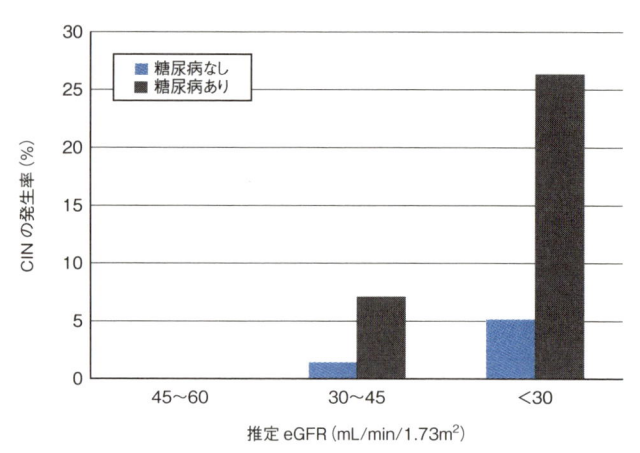

図1 糖尿病の有無と推定糸球体濾過量（eGFR）ごとの造影剤腎症（CIN）の発生率

文献2）より

地臨床で，過度に造影剤腎症を恐れて非造影 CT 検査で妥協してしまい，十分な情報を得られず診断が遅れるという場面をみてきました．患者への説明と予防策は十分に講じないといけませんが，恐れずに「リスク」と「ベネフィット」を天秤にかけて賢く選択したいものです．

●血清クレアチニンは急性腎障害に適した指標じゃない…！？

CIN の発生頻度の調査で判断が難しいのは，使用するヨード造影剤の種類の違いもあるのですが，調査年度や場所によって CIN の定義が異なることも関係します．

もともと腎機能正常者を対象に設定された**急性腎障害（acute kidney injury；AKI）**の定義で有名なのは，RIFLE 分類と AKIN 分類ですね．両者ともに血清クレアチニン（Scr）値が 1.5 倍（50%増加），または 0.5 mL/kg/hr 未満の尿量低下が 6 時間以上持続を AKI の定義の 1 つとしています．AKIN 分類では，48 時間以内に Scr 値が 0.3 mg/dL 上昇も AKI の定義に入ってきます．ただし，乏尿をともなう CIN は稀であることや，AKIN 分類の Scr 値の絶対値 0.3 mg/dL 上昇は鋭敏すぎるとのことで，どちらも CIN の診断基準には採用されていません．

なので，表 1 では検査 48 時間後に Scr 値が 25 ％上昇，もしくは絶対値が 0.5 mg/dL 上昇を 1 つの基準とする定義に統一しました．これは広く研究で用いられる指標ですが，CKD を有する患者には厳しすぎる基準ではないかともいわれています．さらに，Scr 値の上昇は筋肉量などにも影響されますし，実際に eGFR が低下しても数値に反映されるまで時間差があるのです．

じゃあ，どのマーカーがいいの？　といわれると困ってしまいます．これまでに研究されてきたものとして，cystatinC，Kidney injury molecule-1 (KIM-1)，neutrophil gelatinase-associated lipocalin (NGAL)，interleukin (IL)-18 などがあります．特に KIM-1 と NGAL は造影剤曝露の 6 時間後から上昇し始めるといわれていますし，尿で検出できる点が利点です．ただし，矛盾する結果も報告されており，現時点ではこのような新しいマーカーの適切な検査のタイミング，検体（尿 vs 血液），カットオフ値などに統一見解がありません．つまり，もっとすぐれた CIN のマーカーは検討中だが，まだまだ実用的でない，といえます．

● 予防策もまだ確立されたものはないが，最低でも補液を！

前述したように，CIN の定義も統一されていないのであれば，予防策の効果判定も難しいようです．「血清クレアチニン値の上昇を防ぐ」をアウトカムとするならば，現在のところ「造影剤曝露前と直後の十分な補液（1 mL/kg/hr で前後 6〜12 時間が一般的）」がもっとも効果的といえます．

sodium bicarbonate（重曹）輸液による尿のアルカリ化も試みられてきました．いわゆる Haber-Weiss 反応を低下させることでフリーラジカルの産生を抑えることができますし，循環血漿量の増加にも役立ちます．生理食塩水と比較した臨床試験やメタ解析も数多くありますが，必須の予防策であるという統一見解には至っていません．なぜなら，全体的に CIN の発生予防を支持するエビデンスは多いのですが，透析リスク，心不全リスク，死亡率などのアウトカムでみると，生理食塩水と有意差がないからです[3]．このあたりの決着が着くのはもう少し先になりそうです．経皮的冠動脈インターベンション（percutaneous coronary intervention；PCI）患者を対象とした，多施設による大規模ランダム化比較試験「PRESERVE trial[4]」が現在進行形ですので，結果を楽しみにしています．緊急の検査で輸液時間が十分に確保できない場合は，等張性の重曹輸液を 3 mL/

min/1.73 m^2 で 1 時間輸液するプロトコルは便利かもしれません.

　ほかにも研究対象となっている予防策としては，N-acetylcysteine，アスコルビン酸，スタチン，PDE-5 阻害薬のタダラフィル（tadalafil）などがありますが，必須の推奨には至っていません.

 ❶ ヨード造影剤の開発と造影剤腎症（CIN）の歴史

　静注するヨード造影剤の開発とこれまでの造影剤腎症（CIN）の報告の歴史を概説したいと思います.

●造影剤は高浸透圧性から，等浸透圧性の時代へと移ったが，代償は粘稠度の上昇と腎症だった

　1895 年にヴィルヘルム・レントゲン氏により X 線が報告され，早くもその翌年からすでに Haschek and Lidenthal による血管造影の報告がありました. その際は，水銀の亜硫酸塩，石灰とワセリンを混合した Teichman's mixture が使用されていました. しかし無機化合物は毒性が強くて人体に大量投与できるものではありませんでした[5].

　1920 年代には第一世代といわれるヨード造影剤が使用され，ヨード基が 1 つの uroselectan や，ヨード基が 2 つの uroselectanB が登場します. いわゆるモノヨード / ジヨードの時代です. しかし，まだまだ溶解性が低いうえに毒性も強かったので，逆行性の尿路造影には耐えられても，静脈や動脈からの投与には不向きでした. なので，水溶性のヨード造影剤が強く

望まれました.

　1950 年代からは第二世代のヨード造影剤（diatrizoate, iothalamate, metrizoate）が登場し，溶解性の高いイオン性で，さらに高浸透圧（high osmolarity）なのが特徴でした. 血清浸透圧の正常は 290 mOsm/kg ですが，第一世代の造影剤の浸透圧は 1,000〜2,500 mOsm/kg でした. この高浸透圧の影響で，浸透圧利尿薬として作用して検査直後から大量利尿が始まっていました. じつはこれは腎障害予防にはプラスでした. しかし，高浸透圧製剤の影響で，血管拡張と循環血液量の増加が起こり，反射的に末梢血管抵抗が下がり，結果として血圧低下を招きました. また，血管内皮障害や赤血球障害の誘発という有害性もありました. そこで，開発は浸透圧を下げる方向へと進みました. ちなみに，高浸透圧性のイオン造影剤は日本国内では血管内投与の適応が削除されていますが，diatrizoate は今でもウログラフィン® として逆行性尿路造影などで使用されています.

　続く 1960 年代には第三世代として，

同じイオン性でも浸透圧が400〜800 mOm/kgにぐっと抑えられた ioxaglate や，非イオン性モノマーである iopromide（プロスコープ®），iopamidol（イオパミロン®），iohexol（オムニパーク®），ioversol（オプチレイ®）などが登場しました．筆者が研修医のときには，イオパミロン（1986年発売）が頻繁に使用されていたと記憶しています．ただし，よいことばかりではありませんでした．確かに浸透圧が下がったことで血行動態への影響は改善したのですが，粒子数が下がったことで今度は粘稠度（viscosity）が上がってしまいました．粘稠度が上がると，腎尿細管内の粘稠度も上がり，結果として尿細管内圧が上昇して，糸球体濾過量と腎クリアランスが落ちてしまいます．これはすなわち，造影剤の停滞時間を延ばして CIN のリスクを上げてしまうのです．なので，

この世代の造影剤は，事前に37℃くらいに温めて，十分な輸液とともに投与しなければなりませんでした．

最終的に2000年代から iodixanol（ビジパーク®），iotrolan（イソビスト®）が第四世代の非イオン性造影剤として登場しました．第四世代の中には低浸透圧性のものと等浸透圧性のものが両方含まれており，高浸透圧性造影剤に比べて腎障害も少ないという報告もあるようです．今のところ，等浸透圧と低浸透圧のどちらがより腎機能への影響が少ないかは結論が出ていません．

化学構造上の改良と安全性は必ずしも相関しなかったのですが，造影剤に関するガイドラインでも広く引用される日本国内での大規模臨床試験調査結果[6]では，非イオン性造影剤の総副作用発現率はイオン性造影剤の約 1/4，重篤なものに限ると約 1/6 と低下していました．

本音トーク ② 肝硬変では PT–INR は出血傾向の指標にならない！

次は肝硬変患者です．肝硬変患者は凝固因子合成能も低下しているため，凝固機能検査をすると PT-INR（プロトロンビン時間国際標準比）が増加していることが多いですよね．一般的には高い PT-INR は凝固機能障害，つまりは出血傾向を意味しますが，この場合はどうなのでしょう？

肝硬変をともなって入院してくる患者のケースは多く，特に肝性脳症，腹水や浮腫の悪化，消化管出血（静脈瘤破裂，門脈圧亢進性胃症など）で入院することが多いです．消化管出血をみると，「あー，やっぱり出血しやすいんだ」という印象を抱くかもしれません．胸水，腹水のコントロールに穿刺をする場合に，PT-INR が高いと躊躇することがあるかもしれません．アメリカでは特に穿刺系の手技は放射線科医に依頼することも多く，「PT-INR が高いので，手技の前に凍

結血漿輸血（FFP）で補正してからオーダーしてくれ」といわれる時代もありました．しかし果たして，これって正しいのでしょうか？

まず，歴史的にPT-INRは，もともとワルファリン（ワーファリン®）の効果判定をモニタリングするために開発された経緯があり，じつは凝固機能全体をみるのには適した検査ではありません．そうですよね？　学生時代は「肉（2, 9），納豆（7, 10）」と覚えたように，PT-INRはビタミンK依存性の凝固因子（Ⅱ，Ⅶ，Ⅸ，Ⅹ）を主に検査しており，凝固系路のすべてをカバーしていません．

さらに，PT-INRの計算式は，（PT patient ÷ PT normal）× ISIで表されますが，このISIは「International Sensitivity Index，国際感受性指標」という係数です．これは健常人にワーファリンのようなビタミンK阻害薬を投与した場合の反応をもとに計算しているので，

肝硬変患者には当てはまらないはず

です．実際に，国家間の検査ラボで肝硬変患者の凝固検査にバラツキが報告されています．イタリアの研究チームはこれに着目して，健常人の血清ではなく，肝硬変患者の血清を用いてキャリブレーションした新たなPT検査を考案し，こちらのほうが正確であると報告しています[7]．伝統的なISI_{VKA}に対して，新たなものはISI_{liver}と名づけられました．これはまだ研究段階ですが，新たな着眼点です．というわけで，肝硬変患者で現状のPT-INRが役に立つとしたら，MELDスコアのような予後指標の計算くらいですかね．それでもPT-INR測定値にはバラツキが出るので要注意です．

●肝硬変患者は血栓形成リスクも高い！

肝硬変患者の出血と凝固のバランス，本当はどうなっているのでしょう？1999年にJ.H.Joistがaccelerated intravascular coagulation and fibrinolysis（AICF）という概念を提唱して，じつは，肝硬変患者は血栓形成傾向（hypercoagulable state）も高いのでは…？　という問題提起をしました．そこから，研究はゆっくりとですが着実に答えを出してきています．
　図2はイタリアのミラノにある研究所チームによる有名な総説からの引用です[7]．

図 2-C の左側が出血傾向を支持する所見です．確かに，血小板数の低下もあ
りますし，凝固因子低下もみえます．しかし，右側にあるように生理学的な「血
栓形成を促進する因子」の増加もみられます．例としては，ADAMTS13，プロテ
イン C，プロテイン S，アンチトロンビンⅢ，プラスノミゲンの低下などです．

結論としては，肝硬変患者にも新たな平衡が生じて結局は健常人と似たような
出血リスクなのでは…？　というのが今の見解です．さらに血小板数が低下して
いても，その機能（von Willebrand Factor；vWF）が亢進することもわかったの

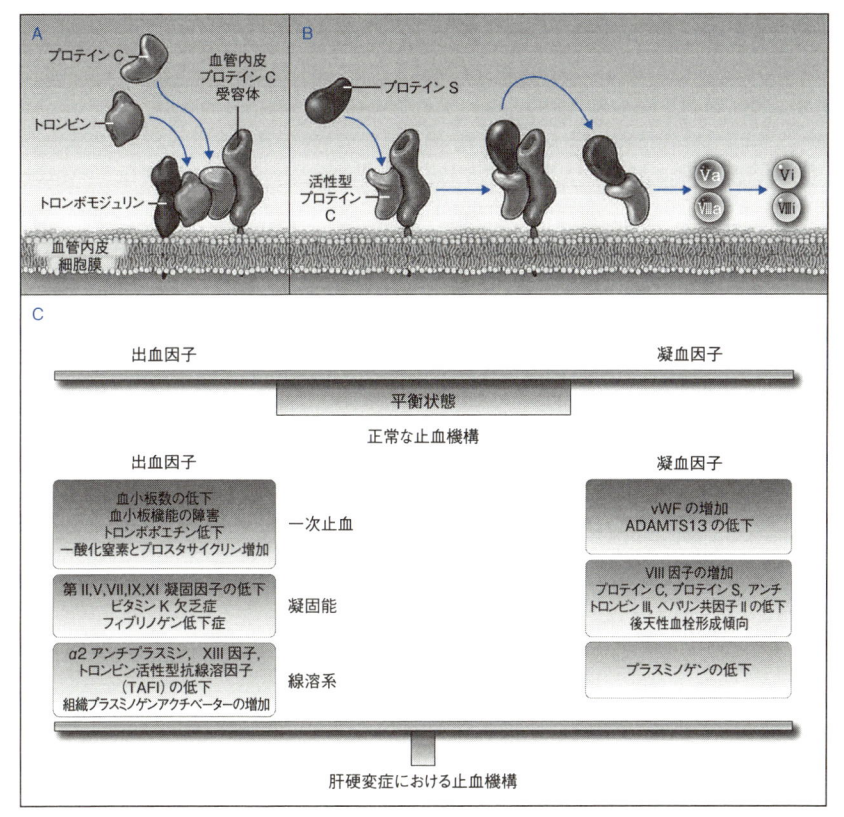

図2　内皮細胞でのトロンボモジュリンによる活性型プロテイン C への作用発現機序，
　　　および肝硬変症における凝血と出血因子の新しい平衡状態

文献 7）より

です．それに加え，世界中から肝硬変患者における高い DVT（深部静脈血栓症）リスクや門脈血栓症の発生頻度の報告が出ました[8]．なのでアメリカでは，

肝硬変患者で PT-INR が高くても，血小板が低くても DVT 予防に低分子ヘパリン投与が推奨

されています．

●肝硬変での FFP 投与は有害かも？

　肝硬変患者の血清でもトロンビン形成量は変わらない，という仮説をもとに昔から FFP 投与は正当化されていましたが，止血効果は乏しかったのです．なぜか？

　従来の PT-INR 検査では，プロテイン C を活性化させる可溶性トロンボモジュリン（soluble thrombomodulin）の添加がなかったので，ワーファリンの効果判定には使えても，体内の凝固能の正確な反映ができていなかったのです．特に肝硬変患者では凝固と線溶因子の新たな平衡状態を維持しているので，いくら組換え活性型第VII因子（recombinant activated factor VII）や FFP 投与で PT-INR を補正しても凝固能を改善させた証拠にはならず，止血効果も乏しかったのです．

　さらに，FFP は効果が乏しかったうえに，門脈圧亢進症を悪化させます．例えば，INR4.0 の患者がいて，手術前に INR を 1.5 まで補正する場合，合計で 2.5 L 分の FFP 投与を必要とし，門脈圧は 25.8 mmHg 上昇する計算になります[9]．高い門脈圧は食道静脈瘤，胃静脈瘤，門脈圧亢進性胃症を増悪させ，下手をしたら出血リスクを高めてしまいます．PT-INR が高くても，血小板数が低くても，安全に胸腔穿刺や腹腔穿刺ができるというデータもある[10] ので，むやみやたらと PT-IMR を補正するのはオススメしません．

　将来的には PT-INR 検査の代わりとして，体内での凝固状態に近いモデルといわれている thrombin generation assay（TGA），endogenous thrombin potential（ETP）や thromboelastography などの研究が進み，実地臨床に応用されることを期待します．

●活動性の出血がある場合には PCC で補正！

まだまだエキスパートオピニオンの域でしかありませんが，フィブリノゲン値を測定して 120〜150 mg/dL 以下ならクリオプレピシテート補充，そしてプロトロンビン複合体製剤（prothrombin complex concentrate；PCC）投与を検討してもよいかもしれません[11]．FFP は最大止血効果を発揮するのに 24 時間ほどかかるといわれていますので，活動性出血の止血には向いていない］ことも言及しておきます[12]．PCC の止血効果に関しては本音トーク 4 で登場します．

本音トーク 3　輸血オーダー，結局最後は「臨床的な判断がすべて」

最後は輸血です．ホスピタリストとして輸血をオーダーするのも日常です．輸血に関する早期および晩期の副作用は周知され，検査室のクロスマッチやナースの観察プロトコルなどはだいぶ普及されて標準化されている気がします．アメリカにいると日本よりも Rh 陰性が多いことなど，人種差も感じられて面白いです．ここでは日々の診療でホスピタリストとして感じることを述べたいと思います．

●輸血の閾値

ようやく多職種にも浸透してきましたが，一部の外科医などはいまだにヘモグロビン（Hg）値を 10 g/dL に維持するように輸血指示を入れるのをみます．もちろん，貧血の進行速度や肺疾患による低酸素血症などの個人差もあるのでケースバイケースです．しかし，従来のヘモグロビン値を 10〜11 g/dL に維持するというプラクティスは疑問視され，それを否定するデータも出ています．1999 年の Transfusion Requirements in Critical Care（TRICC）trial がランドマークトライアルですね[13]．

2015 年にカナダから報告されたランダム化比較試験（RCT）[14] は，初めて消化管出血の患者も含めた研究として注目に値します．この試験では，ヘモグロビンの輸血閾値を 7 g/dL（restrictive strategy）と 9 g/dL（liberal strategy）で比較したところ，前者の 7 g/dL を目標に輸血する戦略のほうが，45 日以内の死亡率（5% vs 9%），再出血率（10% vs 16%），入院期間（9.6 days vs 11.5 days）と，すべて

において優れているという結果でした．極論すると，

短期的には赤血球輸血の閾値はヘモグロビン値 7〜8 g/dL で十分！

です．病態生理学的なメカニズムなどは解説されていませんが，前向き試験で調査したことは評価に値します．ほかにも，ICU 患者，敗血症患者などでも比較試験されており，同様の結果です．

アメリカでは病院が赤血球輸血の製剤を入手するのに 200〜250 ドルの手数料が発生します．さらに，実際に輸血を実施となると 1 件あたり 500〜1,200 ドルのコストが追加でかかるので，制限的戦略（restrictive strategy）のほうがいいですよね．

「害はないならいいんじゃないの？」という意見に対しては，リベラル戦略（liberal strategy）が有害事象に直接関係しているという証拠はないのですが，もともと輸血による重篤な有害事象（アナフィラキシー，TRALI など）の発生頻度が低いので有意差を検出するには試験サイズが足りないという事情もあります．一方，

制限的戦略の長期的有益性は未だ不明です．

これまでの RCT はあくまでも短期間の観察期間（最長 60 日）でアウトカムを死亡率などに注目してきたものです．制限的戦略の長期的な有益性はどうでしょう？

高齢者では継続する貧血が身体機能，認知機能，再入院と転倒のリスク因子ではないかとも疑われています．これは前向き試験[15]でも示されています．しかし，股関節手術を受ける高齢者を対象にした RCT の Functional Outcomes in Cardiovascular Patients Undergoing Surgical Hip Fracture Repair（FOCUS）trial[16]では，制限的戦略の歩行機能（60 日以内の 10 フィート独立歩行）に与えるベネフィットは示されませんでした．

本音 トーク **4** 抗凝固薬内服中の急性出血に一番即効性があるのは PCC

　最後に，抗凝固薬使用にともなう急性出血に触れておきます．心房細動の塞栓性脳梗塞予防，深部静脈血栓症（DVT）の治療，心臓弁置換術後の血栓予防などに「抗凝固薬」を内服している患者は増えてきた印象があります．患者層の高齢化と検出技術の向上にともない，心房細動の診断数が増えているからかもしれません．そのような患者が消化管出血や脳出血で入院してくることがあります．

　凝固能が障害された状況での出血に対して，従来，**新鮮凍結血漿（fresh frozen plasma；FFP）製剤**がよく使われてきました．献血検体から血漿成分だけを抽出したものです．さまざまなビタミンK依存性の凝固因子が含まれているので便利なのですが，これらは濃縮されたものではないので，例えば，ワーファリン服用中の患者のPT-INRを拮抗するには大量のFFPを必要とします（これは本音トーク2でも述べました）．
　さらに意外と知られていないのは，たとえビタミンKと併用したとしても，FFPが最大の止血効果を示すには約12～24時間かかるということです．

　これに対して，プロトロンビン複合体製剤（prothrombin complex concentrate；PCC）という製剤があります．アメリカではnon-activated 3 factor PCC（Profilnine®，Bebulin®）とactivated 4 factor PCC（ケインセトラ®，ファイバ®）が認可されています．欧州などではnon-activated 4 factor PCC（Beriplex®，Octaplex®，Prothromplex®）もあります．これはその名の通り，濃縮製剤ですのでFFPよりも25倍高濃度で第Ⅱ，Ⅶ，Ⅸ，Ⅹ因子を含みます．もともとは血友病治療目的に開発されましたが，急性出血に対する適応として各種ガイドライン（2010 Intracerebral Hemorrhage guideline，2012 CHEST guideline）にも掲載されていますし，臨床試験も報告されています[17]．
　急性出血に対しては一般的には25～50 IU/kgを単回経静脈内投与し，場合によっては12時間後に反復投与します．さらに，作用時間も15分程度ですので，急性に止血効果を望むときはFFPよりも優れています[18]．そのうえ加熱処理とナノフィルター処理が可能なので，ウイルス感染などのリスクがとても低いのが

特徴です.

　残念なのは，効果持続時間が1日程度であることですが，急場しのぎには助かります. もう1つの問題は，コストです. 病院と使用 PCC の種類にもよりますが，およそ 4,500 ドル（FFP の 20 倍！）と推測されるため，本当に致死的状況に限定して使用が勧められています.

　本章の最後はあまり医原性トラブルという感じではなかったのですが，抗凝固薬服用中の患者を担当することが増えた今，最近の話題を提供しました.

［野木真将］

コラム ❷ 純粋な拮抗薬までは，もう少し待って！

　ワーファリン® 以降の新規抗凝固薬（Xa 阻害薬，直接トロンビン阻害薬など）を純粋に拮抗する薬剤が出れば最高ですよね. アメリカでは 2015 年 10 月に FDA 認可を受けて，イダルシズマブ（idaruci-zumab）（プリズマインド®）が使用されています. これは，ダビガトラン（dabiga-tran）に特異的な拮抗抗体です. この影響で，心房細動を新たに診断した際に，ダビガトランを勧める頻度が増えた印象があります.

　ほかにも臨床応用が近いものとして，apixaban/rivaroxaban の拮抗薬である andexanet alfa（AndexXa®）が第 3 相試験（ANNEXA-A，ANNEXA-R，AN-NEXA-4)[19] で調査中です. またエドキサバン（edoxaban）の拮抗薬として ci-raparantag が調査されています. *in vitro* の動物実験と，実際の人間での *in vivo* の結果は必ずしも一致しないので，こればかりはよい結果を楽しみに待つしかありません.

　ちなみに AndexXa の開発元である Portola Pharmaceuticals は，2017 年に入院患者の DVT 予防として Betrix-aban という経口の Xa 阻害薬が初めて FDA 認可を受けて話題となりました. DVT 予防に低分子ヘパリンを注射して患者に嫌われなくてよいかもと思うと，ホスピタリストとしてはうれしかったですね.

あめいろぐ Conference

1. 「リスク」と「ベネフィット」を常に天秤にかけて検査や治療を行う
2. 「糖尿病＋CKD」では，造影剤腎症のリスクがもっとも高いが，静脈内投与は動脈内投与より低リスク
3. 肝硬変患者でPT-INRが高くても，血小板が低くても，低分子ヘパリン投与を
4. 輸血のオーダーは，最終的には「臨床的な判断」が大事

● 文献

1) 日本腎臓学会・日本医学放射線学会・日本循環器学会（共同編集）．腎障害患者におけるヨード造影剤使用に関するガイドライン 2012．東京医学社．2012．

2) Kim SM, Cha R-H, et al. Incidence and outcomes of contrast-induced nephropathy after computed tomography in patients with CKD：a quality improvement report. Am J Kidney Dis. 2010 Jun；55（6）：1018-25.

3) Navaneethan SD, Singh S, et al. Sodium bicarbonate therapy for prevention of contrast-induced nephropathy：a systematic review and meta-analysis. Am J Kidney Dis. 2009 Apr；53（4）：617-27.

4) Weisbord SD, Gallagher M, et al. Prevention of contrast-induced AKI：a review of published trials and the design of the prevention of serious adverse events following angiography（PRESERVE）trial. Clin J Am Soc Nephrol. 2013 Sep；8（9）：1618-31.

5) Yabuki M, Tasaki H, et al. History of the Development of Iodinated Contrast Media. 日獨医報．2011 Jul 5；56：60-70.

6) Katayama H, Yamaguchi K, et al. Adverse reactions to ionic and nonionic contrast media：A report from the Japanese Committee on the Safety of Contrast Media. Radiology. 1990 Jun；175（3）：621-8.

7) Tripodi A, Chantarangkul V, et al. The international normalized ratio calibrated for cirrhosis（INR（liver））normalizes prothrombin time results for model for end-stage liver disease calculation. Hepatology. 2007 Aug；46（2）：520-7.

8) Søgaard KK, Horváth-Puhó E, et al. Risk of venous thromboembolism in patients with liver disease：a nationwide population-based case-control study. Am J Gastroenterol. 2009 Jan；104（1）：96-101.

9) Giannini EG, Stravitz RT, et al. Correction of hemostatic abnormalities and portal pressure variations in patients with cirrhosis. Hepatology. 2014 Oct；60（4）：1442.

10) Hibbert RM, Atwell TD, et al. Safety of ultrasound-guided thoracentesis in patients with abnormal preprocedural coagulation parameters. Chest. 2013 Aug；144（2）：456-63.

11) Tripodi A, Primignani M, et al. Changing Concepts of Cirrhotic Coagulopathy. Am J Gastroenterol. 2017 Feb；112（2）：274-81（http://sites.tufts.edu/imlib/wp-content/blogs.dir/1976/files/2014/05/Coagulopathy-of-Chronic-Liver-Disease-NEJM-2011-265-147.pdf）．

12) Steiner T, Poli S, et al. Fresh frozen plasma versus prothrombin complex concentrate in patients with intracranial haemorrhage related to vitamin K antagonists（INCH）：a randomised trial. Lancet Neurol.

2016 May ; 15（6）: 566-73.

13) Hébert PC, Wells G, et al. A multicenter, randomized, controlled clinical trial of transfusion requirements in critical care. Transfusion Requirements in Critical Care Investigators, Canadian Critical Care Trials Group. N Engl J Med. 1999 Feb 11 ; 340（6）: 409-17.

14) Handel J, Lang E. Transfusion strategy for acute upper gastrointestinal bleeding. CJEM. 2015 Sep ; 17（5）: 582-5.

15) Penninx BW, Pahor M, et al. Anemia is associated with disability and decreased physical performance and muscle strength in the elderly. J Am Geriatr Soc. 2004 May ; 52（5）: 719-24.

16) Carson JL, Terrin ML, et al. Liberal or restrictive transfusion in high-risk patients after hip surgery. N Engl J Med. 2011 Dec 29 ; 365（26）: 2453-62.

17) Sarode R, Milling TJ, et al. Efficacy and safety of a 4-factor prothrombin complex concentrate in patients on vitamin K antagonists presenting with major bleeding : a randomized, plasma-controlled, phase IIIb study. Circulation. 2013 Sep 10 ; 128（11）: 1234-43.

18) Hickey M, Gatien M, et al. Outcomes of urgent warfarin reversal with frozen plasma versus prothrombin complex concentrate in the emergency department. Circulation. 2013 Jul 23 ; 128（4）: 360-4.

19) Connolly SJ, Milling TJ, et al. Andexanet Alfa for Acute Major Bleeding Associated with Factor Xa Inhibitors. N Engl J Med. 2016 Sep 22 ; 375（12）: 1131-41.

12. ホスピタリストが知っておくべき医療の質

To err is human, to forgive divine.

—— Alexander Pope（1688〜 1744）.

過つは人の常，許すは神の性[1].

● high–value care という概念

　ここ数十年の医療の進歩にともない，医療のコストはウナギ登りです．具体的な数値を提示するまでもなく，感覚としておわかりになるでしょう．このコストはどこから補填されるのか？　それは国民の貴重な税金でありますし，アメリカにおいては民間医療保険会社の資金も加わってきます．すなわち「すべての人の医療費が適切に，無駄なく使用されているのか？」が注目される時代なのです．そこで，

health care value ＝ quality ÷ cost

という概念が重要となってきます．つまり，より高いクオリティ（質）の医療を，低いコストで提供することができれば，価値（value）の高い医療といえます．これを分析するにはいろいろな医療の要素を測って記録することが大事です．現状で「どのような質の医療を提供しているのか？」を把握できなければ，改善活動をしても，将来的にその効果もみえてきません．「なんとなくよい質の医療をしている気がする」では済まされないほど，医療の分野は経済的に注目されているのです．

本音トーク ① 「医療の質」の測りすぎにはご用心

　アメリカが医療の質を測定し，公開するという流れに先鞭をつけたのは，Dartmouth Atlas of Health Care というデータバンクです．全米の病院医療費を集計してまとめたものですが，この統計の結果，地域格差の大きさが露呈すること

になりました．かつ，高額の医療費を費やしているからといってアウトカムがよいわけではないこともわかりました．

　その後，Leapfrog Group のような民間団体が設立され，病院から医療の質に関する情報を集め，ランクづけするようになりました．最初は病院の参加は任意でしたが，社会的に重要な位置づけになり，無視できない存在になったのです．次いで，Medicare と Medicaid などの公的保険を取り仕切る Centers for Medicare & Medicaid service（CMS）なども積極的に情報を集めるようになり，民間保険企業も医療の質の改善に取り組む病院には「払戻し金」を上乗せするなどの報奨制度（incentive）を導入するようになりました．

●データなしには，質を語ることはできない

　というわけで，アメリカの現場では「標準治療」と呼ばれる項目や「医療の質」にかかわる指標を「した」「してない」という記録（performance measure）に残し，患者（consumer）やお金の出どころなどの病院管理者（stakeholder），医療政策を計画実施する人（policy maker）に正確な情報が公開されています．それらのデータを地域の病院どうしで比較することもありますし，平均値や理想的なライン（benchmark）と比較して優劣を決めることもあります．

●現場の医療従事者にとっては苦痛ですが…

　しかし細部にわたるデータの提供は，医療従事者にとっては苦痛そのものです．ホスピタリストもしかり，入院担当をする看護師も，何十ものチェック項目を PC 上でクリックしていくことになります．例えば，肺炎で入院してきた患者がいたら，来院してから 6 時間以内に最初の抗菌薬が投与されたとか，退院までに肺炎球菌ワクチン接種状況を聞いたとか，インフルエンザワクチン接種状況を確認したかどうか，など．これらはすべて「外からの動機づけ」(external motivator) ですので，スタッフはどうしても「やらされている」感があります．

　もしこれが，病院の内部から自然に沸き起こった目標設定だったらどうでしょうか…？　日々の診療の中で無駄を省き，安全性を高め，そのことが患者の幸福につながれば，スタッフ全員の満足度も上がりますよね？　医療の質の確保には，このような自浄作用の側面もあり，病院管理者が外からのプレッシャーを受けて指示するだけでなく，スタッフ全員が一丸となれるような共通認識と目標を

立てたいものです.

　一方, 毎日の診療でこれほどバラエティ豊かな疾患と多職種と連携していける
のは, ホスピタリストの特権であり, 強みです. なので, アメリカの病院では
「医療の質」を検討する委員会などの重要なポストには, ホスピタリストの代表
者がつくことが多いです. そう,

「医療の質」の代弁者, 実行者, 広報者となるのがホスピタリスト

の役割なのです.

本音トーク2 PDSA サイクルや Six sigma の方法論を駆使せよ

　では医療の質の概念と成立を知ったところで, 具体的にどのような方法論が取
られているのか, みていきましょう.

　歴史的には, Dr.William Edwards Deming という統計学者が重要なので紹介し
ます. 彼は医学界というよりは, むしろ戦後の日本の経済界の復興に重要なイン
スピレーションを与えた人として知られています. キャリアの中では統計や数学
の教授としてニューヨーク大学やコロンビア大学で教鞭をふるいましたが, 戦後
の日本の国勢調査システムにも着手し, トヨタ自動車やフォード自動車などの成
功企業の品質管理を助言したコンサルタントとしても活躍しました. 彼の師匠で
ある Dr. Walter Shewhart が提唱していた Shewhart cycle を土台として, 日本に
おける講演活動のエッセンスを簡略化させたのが, **Plan-Do-Study-Act(PDSA)
サイクル**と呼ばれる品質管理の方法論です.

　PDSA サイクルは, 大きな変化や改善を起こすには, 「小さなレベルから仮説
を提唱して実行し, そこで試したことから学んで, 再び次の改善行動につなげ
る」というものです(コラム 1). この理論は医療現場にも応用できるものでし
た. また, Deming 博士の功績となる理論は深遠なる知識の体系(System of Pro-

found Knowledge）と呼ばれるもので，組織は内部の視点だけでは変化を起こしにくく，外部からの視点が変化を揺さぶるものと考え，経営者やトップに立つ人間は「変化が必要である」ことを十分に理解した人物でないといけないと述べました．この考え方も，医療現場，教育現場など，人が集まる組織にはすべて当てはまるものです．

　他の方法論として，Six sigma と Lean モデルというものがあります．**Six sigma** は 1980 年代に携帯電話で有名なモトローラ社で開発され，仕事のプロセスの中で平均から外れるもの（variation in process）を排除することに専念する，という方法論です．DMAIC という語呂合わせで表現されるように，**D**efine quality improvement（品質改善を定義づける），**M**easure the current process and develop a baseline（今のプロセスを定量化し，ベースを把握する），**A**nalyze cause and effect of factor（因果関係を分析する），**I**mprove the process and transition to standard process（プロセスを改善して一般化する），**C**ontrol the process to ensure that variance are corrected（プロセスをしっかりと管理してイレギュラーなものがなくなったことを確認する）という方法論です．

　Lean モデルは，トヨタ自動車で主に使われた方法論で，連続的に分析することで無駄を徹底的に省くとともに，「消費者は何を必要とするか？」を常に検討して求められた「解」に，作業を集中させるという考え方です．「5S モデル」といわれる日本語の 5 単語（整理，整頓，清掃，生活，しつけ）がそのまま英訳されても **5S**（Sort，Set in order，Shine，Standardize，Sustain）となる点が面白いですよね．

PDSA サイクルは一度で終わるもので
はなく，継続努力によって何サイクルも回
ることを特徴とします．一般的に，first-
order change と second-order change
という用語が使われますが，**継続性を維持
するのは second-order change** です．

例えば，入院患者の服薬リストがいつ
までたっても正確に入力されないために問
題が起こっているとしましょう．そこで
「わかりやすいチェックリストを作成し，
看護師に病室入室時に必ず確認してもら
う」「頻度の高い薬名をあらかじめリスト
アップしておけば，書く手間も省けていい
のではないか」という計画（**Plan**）を立て
たとします．すぐさま，すばらしいリスト
が完成し，業者に頼んで 2,000 部を印刷
（**Do**）してもらいました．この用紙が配布
されて病棟会議で通達されることで，病棟
看護師にとっては変化（first-order
change）が起きました．しかし 3 カ月後
には，誰もその用紙を使わなくなり，相変
わらず電子カルテ上の服薬リストは不正確
なままでした．つまり，継続的な変化
（second-order change）につながらな
かったのです．

じつは，すばらしいと思われていた
チェックするだけの薬品名リストは，「一
般名」で書かれていたのですが，患者が報
告してくるのは「商品名」ばかりでした．
忙しい入室時にいちいち医薬品辞典で薬名
を調べる時間はなく，看護師から不評でし

た．また，ほかのワークフローが電子化さ
れているのに，この作業だけ紙ベースにし
たことで，再度コンピュータ入力の必要が
あったことも不評でした．そのため，だん
だん使用されなくなり，病棟会議で師長
に不満を申し出た看護師もいたのですが，
いきなり 2,000 部を印刷してしまったの
はまずかったのです．せっかくのフィード
バックもすぐに反映されず，看護師のやる
気も半減してしまいました．

計画（Plan）の段階で，看護師のワークフ
ローをプロセスごとに観察し，薬剤部との協
力で商品名をすぐ一般名に変換できる仕組
みを考えればよかったのでしょうか…？ そ
れとも，いきなり 2,000 部を印刷するので
はなく，まずは 20 部ほど作成してみてパ
イロット病棟を選んで試験的に導入したほ
うがよかったのでしょうか…？ たぶんど
れも正解だったでしょう．このように，実行
した結果の反省を分析（**Study**）して，前回
よりも少し改善させて再実験する（**Act**），
このくり返しが PDSA サイクルです．

この事例からもわかるように，医療の
質向上（quality improvement）の鍵とな
るのは，担当部署全部からの理解と協力，
そして柔軟性と想像性に富んだ考え方で
す．

もちろん，PDSA サイクルがすべてでは
ありません．特に臨床現場や教育現場など
の複雑な状況では「失敗して学ぶ」ことが，
言葉にするよりも簡単ではないからです．

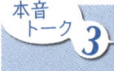

3 outcome, process, balancing, 評価するデータの種類に強くなれ

　医療の質の研究は大小さまざまな規模があり，それこそ自施設の日常診療を改善するのと，全国の施設成績を比較検討するのでは，データに求められる正確さ（measurement rigor）が異なります．その目的によって，どのようなデータをどの程度細かく集めるか，をしっかりと吟味しなければなりません．

　そこで問題です．

outcome measure，process measure，balancing measure

　の3つの違いがいえますか？

　例えば，あなたの家族が肺炎で入院した場合，病院に何を期待しますか？　まずは生きて退院することではないでしょうか．そしていったん退院したとしても，肺炎が完全によくなっておらず，結局は状態が悪化して亡くなってしまったり，再入院になってしまったりでは，期待通りの診療ではないと思います．そうです．

患者にとって一番気になる結果，それがアウトカム

　なのです．このように「院内死亡（in-hospital mortality）」「30日以内の死亡（30-day mortality）」「30日以内の再入院（30-day re-admission）」などを **outcome measure** として分類します．これによりデータ化もできますし，臨床試験などでも重視される指標です．ただし，退院後に起こる事象（30日以内の死亡や再入院）は，誰かが責任もって追跡しないと集計しにくいデータかもしれません．また，outcome measure の問題点として，アウトカムの発生率が低い場合，長期間の観察と大量のデータがないと「改善度」を示しにくいです．例えば，カテーテル関連血流感染（catheter related blood stream infection；CRBSI）を減らすプロジェクトを立ち上げたとしても，もともとの発生率が年間1〜2例程度であれば，年間0例にならないとプロジェクトの効果を示すことができません．

　では，院内で集計でき，大多数の患者にあてはまる医療の質を評価するには，どうすればよいのでしょうか…？　例えば，脳梗塞では，

> ● 脳梗塞の評価ポイント
> ・t-PA の適応を来院時に迅速に評価している
> ・抗血小板薬とスタチンを投与している
> ・心房細動の有無を心電図モニタリングでチェックしている
> ・ハイリスク患者には早期に嚥下評価をしている
> ・喫煙している患者には禁煙指導をしている
> ・血圧管理の重要性を説明している
> ・高血圧に有効な食事と運動療法を指導している
> ・脳梗塞後のうつ病をスクリーニングしている

　などが評価ポイントになります．これらはすべて入院中に集計できるという利点がありますし，実際に CMS なども，これらの定点観測を core measure という名目で設定して，集計しています．直接のアウトカムではありませんが，ガイドラインなどのエビデンスに即した診療の標準化を普及させるためには，とても効果的です．このような評価を **process measure** といいます．

● エビデンスが確立されていない部分は注意！

一見すると，診療プロセスをきちんとすることで，結果がついてくるように思えるのですが，「ある診療が，結果に結びつくかどうか…？」の保証はありません．

　最近の例だと，血糖管理があります．一時期，タイトな血糖管理をすることで感染症のみならず，内科系入院のアウトカムがよくなるという想定で，各病院がきめ細やかな院内血糖管理プロトコルを設け，より厳密な血糖管理をし始めました．しかし，その後に報告されたエビデンスでは，厳密な血糖管理はよいアウトカムを生まないだけでなく，有害事象が増えたとする研究も出てきてしまったのです．

　また，複雑なプロセスの「どの工程が直接アウトカムに結びついているのか…？」も，しっかりと調査しなければなりません．例えば，病棟で投薬ミスが起こったというアウトカムが起こったとします．この場合，どの工程でミスが起こったのか（医師の処方段階，薬剤部の調合段階，病棟への薬の配達段階，看護師の投与段階など）を，しっかりとひも解き分析する必要があります．これを **root cause analysis** といい，fish bone analysis（別名：石川の特性要因図）などの

ツールを用いて検討します（図 1）[2].

　なので，「プロセス評価には，注意が必要」という話です.

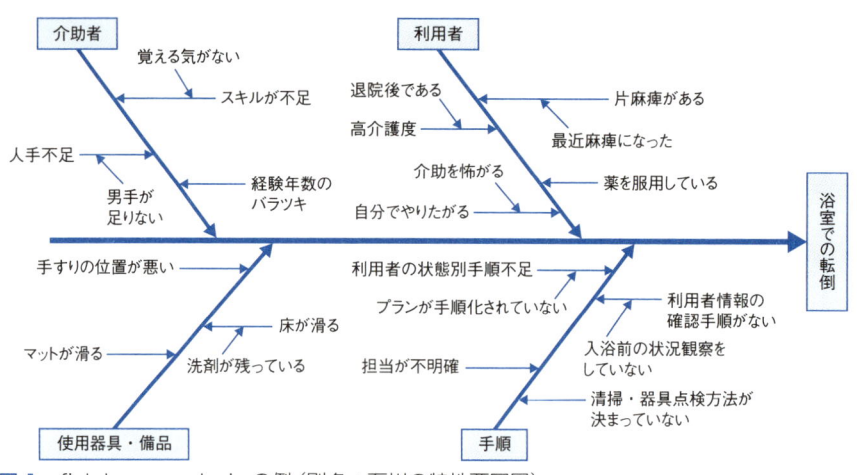

図 1　fish bone analysis の例（別名：石川の特性要因図）

文献 2）より

●「変化」の副作用にも注意せよ

　ほかの種類の評価として，**balancing measure** があります. 病棟や個人の診療パターンに，ある変化を加えることで 2 次的に生じる変化がありますよね. 中には「意図しているもの」もあれば，「意図しないもの」もあります. この意図しなかった変化を評価して集計する手法が balancing measure です. よくいわれるのが，コストや不要な抗菌薬投与などの副産物です. 例えば，接触隔離を徹底するプロジェクトを立ち上げ，入室時のガウン着用を厳しくしたところ，看護師の入室頻度が減少し，「バイタルサイン変化の発見が遅くなった」というものも，これにあたります. 転倒予防のために床や椅子にアラームを増やしたところ，**離床時間が減って「せん妄の頻度が増えた」**なども同じです. 変化を加えたあとに起こる人間心理や行動パターンを予測して，それらも評価項目に加えることが大切です.

表 1 quality measure を設定するのに必要なステップ

各ステップ	気をつける点
評価する臨床の場面に優先順位をつける	・合併症，死亡，コストなどにかかわる大事な分野を選ぶ ・医療従事者のパフォーマンスは変化するものだが，同時にシステムを変える力をもつ
評価のタイプを選ぶ	・どれくらいの頻度で，連続的に集計するのか，断片的に集計するのか？
デザインをなるべく具体的に書き出す	・誰が，何を，いつ，どこで，どのようにデータを集めるのか？
データ集計のツールをつくる	・有効性と信頼度を測るものとする ・導入と維持可能なものでなければならず，スタッフへの負担も考慮する
パイロット試験をする	・データを利用するものが有用だと感じたか？ ・データ集計のシステムは機能していたか？
スコアリングや解析方法の具体策を検討する	・見本のチャートを作成する ・パフォーマンスをどう評価するか？ ・解析の単位は何か？
介入を導入する前の基準データを集める	・基準となるパフォーマンスを示す ・データを集計するシステムが機能していることを確認する

文献 3）より

　アメリカのホスピタリストはこれらの項目を組合せ，比重をつけて点数化した **composite measure** や **bundled measure** といわれるもので評価されることが増えてきています．前者は，ホスピタリストに対して scorecard という形で報告され，「質」「効率」「安全性」などの面をバランスよく評価し，どの項目を採用するかは，病院側とホスピタリストの代表との間で毎年話し合いによって決められます．後者の bundled measure は「疾患ごとに決められた process measure を，どれほど確実に実施できているか…？」をセットメニューとして集計したものです．たいていは，100％の実施を目標とします．

　以上，評価する指標（measure）にどのような種類があるのかを解説しました．この知識を踏まえて，「何を」「どのように集計するか…？」を考える必要があります．

　患者安全と医療の質の分野での第一人者である，ジョンズホプキンス大学アームストロング研究所の Dr.Peter Pronovost によりますと，表 1 のような段階を踏むことが勧められています[3]．彼は Agency of Healthcare Research and Qualtiy（AHRQ）とも長年協力して，全米の患者安全と医療の質の向上を科学的に分析

し，その普及に精力的に取り組んだ人物です．筆者の働く施設にも講演に来ていただきましたが，知性と教養溢れる聡明な人物という印象でした．

アメリカの病院が報告義務のある The Joint Commission の Core measure は，こちらのウェブサイトからアクセスできます（https://www.jointcommission.org/core_measure_sets.aspx）．主に，急性心筋梗塞（AMI），肺炎，心不全，脳梗塞，敗血症，禁煙指導，血栓予防，ワクチン，救急外来，薬物乱用，新生児ケアなどをカバーします．2014 年の日本版 Quality indicators はこちらからアクセスできます（http://quality-indicator.net/Download/?action=cabinet_action_main_download&block_id=91&room_id=1&cabinet_id=2&file_id=8&upload_id=73）．

 ❷ 集計してはじめてわかった．55％の信頼度！

1999 年に米国医学研究所（Institute of Medicine；IOM）という団体が 1980 年代からの研究をもとに，衝撃的な報告をしました．「To Err is Human：Building a Safer Health System」（邦題『人は誰でも間違える—より安全な医療システムを目指して』）[4] と題する本は患者安全に焦点を当て，続く 2001 年の「Crossing the Quality Chasm：A New Health System for the 21st Century」（邦題『医療の質—谷間を越えて 21 世紀システム』へと題するレポート）[5] では医療の質の問題を overuse, underuse, misuse などに分類して，アメリカの低い医療の質の現況を浮き彫りにしました．毎年 44,000～98,000 人もの患者が防ぎ得る医療事故で亡くなっているという解析を示し，社会に衝撃を与えました．これは，ジャンボジェット機が毎日 1 機墜落する

のに相当する数だそうです！

2003 年に『New England Journal of Medicine』誌に掲載された McGlynn らの報告[6] によると，推奨されているプラクティスのうち 55％程度しか実践されていないという結果が出ました．実践度の低い分野（肺炎，心房細動，胃潰瘍，性感染症など）では，なんと 40％を切っていたのです．行動の内訳をみると，「患者教育とカウンセリング」が弱いという点もわかりました．総じて「完璧な診療を」受ける可能性は 2.5％という結果でした．

問題は根深そうですが，前進せねばなりません．アウトカムをよくするためには，個人の努力だけに頼らず，プロセスを変え，標準化しなくてはいけないのです．

　では次に，患者安全を高めるシステムづくりの原則とホスピタリストのかかわ
りを述べます．飛行機の整備と操縦，原子力発電所の運転，宇宙飛行するスペー
スシャトルの整備や運転などと比較しても劣らないくらい，病院での診療は責任
の強いオペレーションです．その共通点は，「ヒトが実施する」ということです．
　なので，システムづくりの前提としてヒューマンエラーや疲れによるパフォー
マンスの低下を考慮しなければなりません．特に，ICU 入室前や手術中の急変な
どの危機的状況時には完璧に近いパフォーマンスは期待できません．最前線の人
たちのパフォーマンスが落ちることを想定してシステムをつくってこそ，安全が
保たれるのです．

　個人レベルでの注意点としてよくいわれるのが，

「記憶力への過度の期待」と「異常への慣れ（normalization of deviance）」

です．人は忙しくなってくると，効率を上げるために「近道をしがち」です．
英語でいうと，cut the corner という表現ですね．わざと手を抜いているわけで
はありません．いつもは目を通すチェックリストを省略し，自分の記憶力と
チェック機構を過信してしまいます．車の運転でいうところの「車線変更での目
視」と一緒です．ショートカットすると，安全マージンが減ってしまうのです．
「急がば回れ」とはよくいったものです．

　また，「なんか，おかしいな〜」と思った点をみつけても，それが直接悪い結
果に繋がらなかったとき，「掘り下げて追求するのをやめる」習性が，人にはあ
ります．それが**逸脱の標準化（normalization of deviance）**と呼ばれる現象で
す．有名な例が，1986 年のスペースシャトル・チャレンジャーの離陸直後の爆
発事故です．NASA の事故後の調査では，爆発の原因はエンジン内の O リング
と呼ばれる小さな部品の欠陥破損とされました．じつは発射実験の段階で，この
O リングの劣化は指摘されていましたが，交換修理には至りませんでした．なぜ

か？　それは「それまでは事故に繋がらなかったから」と整備技師の責任者がのちに報告しています．医療現場での「ヒヤリ・ハット」に近い状態ですね．まさにロシアンルーレット．今回は悪い結果にならなかったとしても，くり返すうちに確率の問題として悪い現象は起こるのです．それを見過ごすかどうかは，そのときの仕事量と個人の余力に影響されます．

● ストレスは個人の視野を狭め，観察力と洞察力を鈍らせる

James Reason 氏は，この問題点へのアプローチを **person approach** と **system approach** の両軸からみることを勧めています．

前者は，個人の注意力と動機が高まれば，ミスは防げるというスタンスなので，多くのプロトコルやリマインダーを設置すると，あたかも「これだけやれといっているのだから，きちんと守っていれば，ミスは起こらないはずだ」といったプレッシャーをスタッフに与えてしまいます．こうした手法の問題点とは，何でしょうか？　それは，

個人レベルでの努力を強いると
ミスが起こったときに個人が報告を躊躇してしまう

ことです．一生懸命やっているのにミスが起こってしまった．その原因が何らかの外的要因にあったとしても（「その原因」が明らかになるまでは），個人の努力不足というレッテルを貼られるかもしれない．そうなると「ヒヤリ・ハット」を報告しづらい雰囲気となり，結局はシステムを変えるよい機会を逃してしまうことになります．

ここで，災害事故防止の世界で有名な **Heinrich の法則**を紹介します（図 2）．Herbert William Heinrich はアメリカ労災保健社の研究により 1931 年に，「1 件の事故（accident）の起こる背景には 29 の軽傷事故（incident）があり，さらにその背景には 300 のニアミス（irregularity）があった」と述べています．事故を防ぐにはより多くの「ヒヤリ・ハット」を分析して対策を練らないといけないということです．ただし，この 300-29-1 の数値の根拠となる 1920 年代のデータは不明確であり，今ではその根拠は疑問視されています．しかし，このコンセプトは広く認められました．

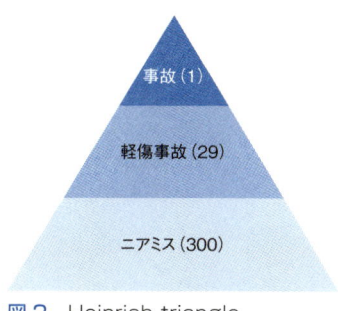

図2 Heinrich triangle

（図中）
事故（1）
軽傷事故（29）
ニアミス（300）

　他方，Heinrich の報告の中で世間に悪影響を与えたのは，もっと別の 88-10-2 の法則といわれるものです．有害事象のうち，88％は人的なエラー（危険行動），10％は機械や身体的な環境要因，そして2％は防ぎ得なかったというものです．これもまた，根拠となるデータは明らかにされておらず，危機管理において個人レベルでの改善を求める風潮を生んでしまいました．

●Dr.Reason は「person approach は効果がない！」といっている

　後者の system approach では「人はミスを犯すもので，起こったミスはたいていその直前（上流）の事象に原因がある」というスタンスです．こうなると，個人が責められる雰囲気ではないので，「ヒヤリ・ハット」の報告がしやすくなります．

　上流の出来事を分析し，十分なセーフティネットを設けることで，次のミスを未然に防ぐ努力をするのが「組織の努力」となります．Dr.Reason はスイスチーズをたとえに用いて理論を展開します（図3）[7]．実際，患者へ被害が起こる前にはいくえもの保護機構があるのですが，それぞれには医療ミスの穴が大小さまざまあり，それらを運悪く通過してきた事象が表面化するのです．

　Karl Weick 氏によると，責任の大きいタスクをこなす組織は「この穴を無視しないで追求し，どの穴から修復が必要か…？」という識別能力（mindfulness）に長けているとしています．

　組織レベルでの話を，再び個人レベルに戻します．面白いことに医療従事者と患者との関係は「個人レベルでの繋がり」であり，本能的に「相手にとって一番

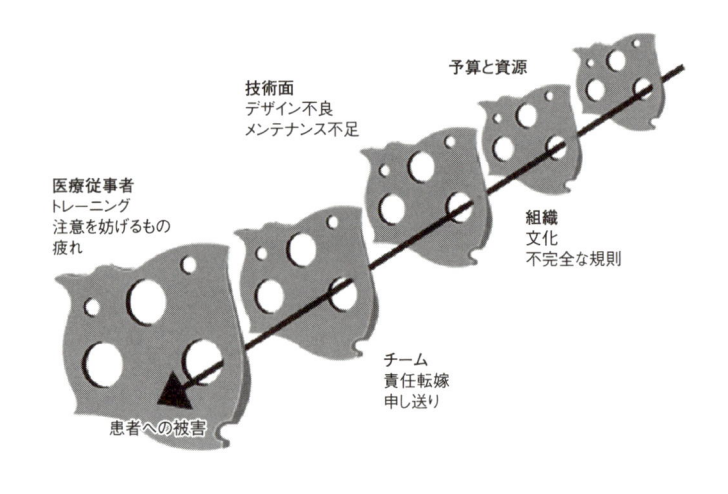

文献7) より

図3 スイスチーズモデル

よいと思うことをしてあげたくなる」のです．ここが，医療もサービス業といわれるゆえんです．なので，多少はプロトコルを外れてもよかれと思って「細やかな気遣い」や「いつもとちょっと違う投薬」「他の患者とは違う処置」などをするのが，個人レベルでの良心です．

　もちろん，こうした思いやりや配慮は必要です．しかしスタッフ個人が元気で注意力がしっかりしている状態ならばよいのですが，「疲れ」や「ストレス下」では，この「いつもから逸脱した行動」は他のスタッフに混乱を起こし，業務のプロセスを「複雑化」してしまうことがあります．特にマルチタスキングに慣れていない新人看護師や医師にとっては，パターンにない例外行動は，さらに覚えるべきことの1つとなり，大変です．患者を最初に担当した看護師にしてみれば，この「いつもから逸脱した行動」はきちんと理由があっての処置なのですが，それを引き継ぐ次のシフトの看護師には「複雑な処置」であり，すなわち実行の正確性が落ちます．ここに「最初の看護担当が期待した行動が行われない」という**信頼性のギャップ（reliability gap）**が起こるのです．

　これを防ぐには，**より高いレベルで仕事の標準化（standardization）**を実行して，「逸脱を最小限にする」ことが必要です．すべてのことを型にはめるとい

う意味ではありませんよ．あくまでも

標準化すべき行動は，標準化する

　ということです．アメリカの医療現場では，このことがとても徹底されている
ように思います．ときには「そんなプロトコル通りのことをしないで，ちょっと
は頭を使って患者のことを考えろよ」と苛立ってしまうくらいです．例えば，
DVT 予防に低分子ヘパリンの皮下注射をオーダーすると，1 時間後には薬剤師
が勝手に凝固系検査のオーダーを入れて採血してしまうのです．「そんなの数時
間のことやし，ちょっと相談してくれれば，明日の朝の採血項目に加えるの
に！」という具合です．しかしそこにはプロトコル化されていれば，「万一凝固
異常の患者がいても見落とさない」という意図があるのです．

　標準化は，患者安全と安定した医療の質という目でみると，信頼性のギャップ
を減らすのに適した方法です．ホスピタリストとして，少なからずこの標準化診
療のスタイルに救われている場面もあります．
　病院全体でシステムを管理し改善するのは大変なことですが，TeamSTEPPS,
CUSP などの成功例（コラム 3）を踏まえて，ぜひ挑戦していただきたいと思い
ます．

●まとめ
　1999 年の IOM report から始まった患者安全や医療の質を見直す動きを歴史的
転換点とともに紹介しました．多少理屈っぽい部分もありましたが，基本は現状
を分析して，適切なデータを集計し，個人の努力だけに頼らないシステム変化を
行うことです．この問題が根深いのは日米ともに一緒ですが，国をあげて科学的
に取り組むという姿勢はアメリカのほうが一歩進んでいるように感じます．日本
はまだまだ個人の努力に依存した医療といえるのかもしれません．しかし，こう
したシステマチックなアプローチに取り組み始めた病院もあるので，今後は地域
で協力して取り組みを広げていくべきと思います．

［野木真将］

コラム ❸ まずは手の届く範囲から！ CUSP という概念

医療の質のアプローチを病院単位ではなく，もっと身近な単位のチームアプローチで対処している例を紹介します．

先ほど述べた，患者安全と医療の質向上の牽引役である Dr. Peter Pronovost が AHRQ[8] から予算をもらって実験的に開始したプロジェクトが Comprehensive Unit-based Safety Program（CUSP，包括的ユニット別安全プログラム）です．2004 年にはミシガン州の 103 もの ICU でカテーテル関連血流感染（CRBSI）の予防に努めるキャンペーン（MHA Keystone ICU project）をしました．結果は，大成功！ ３カ月で平均 2.8 件 /1,000 catheter-days であった発生率を３カ月で０件に抑えました[9]．その後，Health Research and Educational Trust（HRET）が全国展開の組織提供，Johns Hopkins Medicine Armstrong Institute for patient safety and Quality が教育パケットの作成を担当し，合同予算を組み，全米に展開（On the CUSP: Stop BSI project）します．今では 46 州で延べ 1,100 の病院が参加して CRBSI の発生頻度は 40% 減少しています．絶対数でいうと，2,000 件の減少により 500 件の院内死亡を防ぎ，3,400 万ドルものコスト削減につながったのです．

● CUSP はあなたの病棟にテーラーメイドできるトレーニングプログラムのようなもの

CUSP のキーポイントは，エビデンス重視のスタッフ教育ツールを利用すること

から始まります．全員の理解が一致したところで，所属病棟における問題点を指摘し合います．当事者たちの参加がある（buy-in）ため，このあたりから改善の動機は十分育ってきます．その後，病院管理者たち（stakeholder）に話をもって行き，実践していきます．

【CUSP の 5 ステップ】
1. 患者安全の理論をスタッフに教育する
2. 現状分析してシステムの欠陥を指摘する
3. 病院管理者に参加してもらう
4. システムの欠陥から学習してプランを立てる
5. チームで導入できるツールを実践する

AHRQ のウェブサイトから，段階的に必要な資料や動画，パワーポイントのスライドがアップされており，明日からでもあなたの病棟で導入できるようになっています（https://www.ahrq.gov/professionals/education/curriculum-tools/cusptoolkit/index.html）．

導入する際は，CUSP チームを集めるのが最初の難関と思います．まずは広く病棟から患者安全の懸念や心配事の意見を集め，safety champion なる人物をみつけるのが有効かもしれません．これは，普段から安全意識が高くて仕事の信頼度が高い人が適任です．別に看護師長である必要はありませんが，関連する病棟スタッフの中から選ぶのが適任と思います．

ホスピタリストは，どの段階からもかかわることができます．計画立案段階では

プロジェクトの現実性や診療への影響を意見できますし，実行段階では同僚への教育普及や，取りまとめ活動とその後の意見の吸い上げにも協力できます．

最後に Team CUSP（医師と看護師による朝のブリーフィングのためのチェックリスト例）を紹介します（図4）．

変化（change）や変革（innovation）はビジネスの世界だけの話ではなくなってきました．ハーバード大学の有名な経済学者 John Kotter も，著書『カモメになったペンギン』[10] で紹介している「変化に必要な8つのステップ」は，この CUSP のチーム形成と実行に取り入れられています．

ブリーフィングプロセス

質問1. 夜間イベントで伝えるべきことは？

　患者のアップデートを聞いた後，質問2に移動する．
　もし夜間に有害イベントが発生していたら，インシデントレポートも使用する．

質問2. ラウンドはどこから開始するべき？

　受けもち患者全員と本日の予定入院と退院を計画するのに役立つチェックリスト．

	はい / いいえ	氏名 / 部屋番号とベッド番号
1. すぐに見に行くべき患者はいるか？		氏名： 部屋 / ベッド：_____
2. 本日中に転出して行く患者はいるか？		氏名： 部屋 / ベッド：_____ 氏名： 部屋 / ベッド：_____ 氏名： 部屋 / ベッド：_____
3. 退院指示が入力済みの患者はいるか？		氏名： 部屋 / ベッド：_____
4. 本日の予定入院は何名か？		
5. 最初の入院は何時予定？		
6. 本日の空床はいくらか？		
7. この病棟で問題がある患者はいるか？		

質問3. 本日，問題が起こりそうなプロセスはあるか？

検討課題	考慮済み	フォローアップ担当者	対応策施行済み
患者の検査出しや処置の予定			
必要機材の供給もしくは不具合			
外来での検査か移動手段			
医師や看護師の配置			
新人とベテランの配分			

図4 Team CUSP．医師と看護師による朝のブリーフィングのためのチェックリスト例

あめいろぐ Conference

1. 「health care value」＝「quality ÷ cost」
2. 「医療の質」の代弁者，実行者，広報者となるのがホスピタリスト
3. PDSA サイクルの鍵は，継続的な変化 (second-order change) にあり
4. 「医療の質」は outcome measure, process measure, balancing measure で評価する
5. 標準化 (standardization) で信頼性のギャップ (reliability gap) を埋める

あめいろぐ 関連ブログ記事はこちら

1. 「今日からリサーチエレクティブ」
   (http://ameilog.com/atsushisorita/2011/11/18/100754)

2. 「病院経営をトヨタ式でカイゼン」
   (http://ameilog.com/junsasaki/2013/06/05/201537)

●文献

1) 山田雅茂（著），亀田尚己（編集協力），ライアン・スミザース（英文校閲）．日英ことわざ文化事典．丸善出版，2017.
2) http://www.kaigomanagement.com/contents/01_management.php.
3) Pronovost PJ, Nolan T, et al. How can clinicians measure safety and quality in acute care?. Lancet. 2004 Mar 27；363（9414）：1061-7.
4) Institute of Medicine (US) Committee on Quality of Health Care in America；Kohn LT, Corrigan JM, et al, editors. To Err is Human：Building a Safer Health System.Washington（DC）：National Academies Press（US）；2000.
5) Crossing the Quality Chasm. National Academy Press. National Academies Press；2001 Jan 26；：1-360.
6) McGlynn EA, Asch SM, et al. The quality of health care delivered to adults in the United States. N Engl J Med. 2003 Jun 26；348（26）：2635-45.
7) https://www.cmpa-acpm.ca/serve/docs/ela/goodpracticesguide/pages/patient_safety/Systems/systems_thinking_2-e.html.
8) http://www.ahrq.gov/professionals/quality-patient-safety/cusp/clabsi-final/clabsifinalsum.html.
9) Pronovost P, Needham D, et al. An intervention to decrease catheter-related bloodstream infections in the ICU. N Engl J Med. 2006 Dec 28；355（26）：2725-32.
10) Kotter JP（著），藤原和博（訳）．カモメになったペンギン．ダイヤモンド社，2007.

13. 院内感染の防ぎ方

本音トーク 1 センメルヴェイスの「基本」を徹底せよ

　日本の臨床に復帰して以来，筆者が（比較的）力を入れている分野．それがこれ，「院内感染予防」です．感染症専門医でもない私が，力を入れるにはわけがあります．アメリカでのレジデント，およびホスピタリスト時代は，意識しなくとも院内感染予防がシステムに組み込まれたうえで，予防措置が取られていました（無論，教育もしっかりとなされていましたが）．一方日本に帰って来て，アメリカで当たり前に行われていたことがなされておらず，当初はだいぶ「プリプリ…」としていたわけです．

　その「プリプリ…」していた内容こそが，この院内感染予防です．これは「目に見えず」，またそれが「将来の医療のため」という，現時点で実感しづらい事柄のため，その重要性をなかなか理解してもらえません．かつてはあまり意識せずにやっていたことを，帰国後は「院内感染予防のため」と自分でも意識し，また他人にも意識してもらう必要を，今でも強く感じています．

　日本語のタイトル「院内感染」は，英語では **Hospital-Acquired Infections (HAIs)** となります．文字通り，病院内での感染を指す言葉であり，「入院時には感染しておらず，さらに保菌もしていなかった患者に，入院後 48 時間以降に生じる感染症」と定義されます．通常，体内留置デバイス，手術，侵襲的手技，注射，患者と院内医療従事者間の相互感染，不適切な抗菌薬使用などと関連があるといわれます．ここでは院内感染予防の基本をホスピタリストにかかわる事項に絞って簡単に説明していきます．

●院内感染予防の黎明期

　まずは，産褥熱のお話から始めましょう．図1もご覧ください．いきなり「産褥熱」です．突然と感じるかもしれませんが…．産褥熱という言葉，図1の絵，そして本章のタイトルの「院内感染の防ぎ方」から，これから話す内容の想像がついた人．その方はおそらく，院内感染予防に興味をもちの方，もしくはどこかでこの話を聞いた方でしょう．

　ウイーンの医師，センメルヴェイス・イグナーツは 1800 年代の半ば，自宅分娩や病院で助産婦が実施する分娩と，医師や医学生が実施する分娩とで，産褥熱の発生率に 10 倍以上の違いがあることに気づきました．この違いに疑問をもったセンメルヴェイスは，産褥熱の原因は医師，そして医学生の手によるものではないかとの仮定を立て，今でいう比較対照研究を行います．すなわち，助産婦による分娩群と医師や医学生による分娩群とを分けたうえで，病棟を交換して産褥熱の発生率を比較したわけです．その結果，病棟にかかわらず，助産婦による分

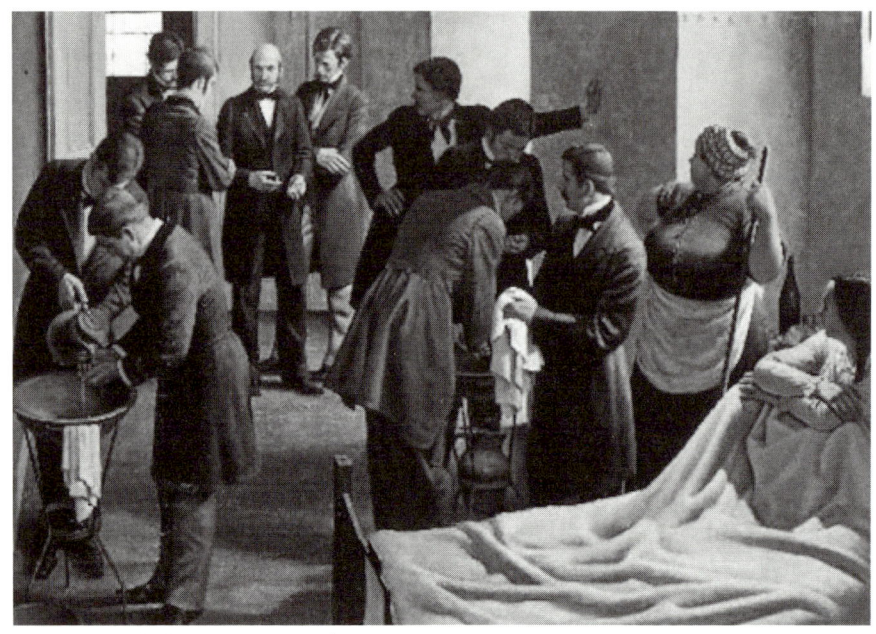

図1　手洗いを励行するセンメルヴェイス

文献1）より

娩群のほうが圧倒的に発生率が少ないということがはっきりとしました.

　当時医師や医学生は，分娩前に遺体解剖などを行なっており，それが原因と推察したセンメルヴェイスは，塩素水による手洗いを励行し，その後産褥熱発生率は劇的に改善したとのことです．病原菌という概念が知られる以前に，彼は自分なりに仮説を立て，二群間での研究を行い，それを実地臨床に応用し結果を出したわけで，「臨床試験とはかくありたい」の見本のような逸話でした．閑話休題．

　このセンメルヴェイスの逸話から，もっとも重要なことはもうおわかりかと思います．そう，

「手洗い，消毒の励行」

　です．英語では「hand hygiene」となります．もっとも基本的，もっとも重要なもので，かつなかなか定着してくれない，もっとも厄介なものでもあります.

 ❶ 時代劇にみる，傷口に「ブッ」は驚異的な知恵

　雑談に雑談を重ねます．日本では古くから，焼酎や日本酒で傷を洗う，ということが行われていました．口に含んで傷口に「ブッ」と吹きかけるシーンは，時代劇などでお馴染みでしょう（もっとも，最近は時代劇も少なくなりました．『桃太郎侍』『大江戸捜査網』『水戸黄門』から『暴れん坊将軍』や『忠臣蔵』．こういった時代劇で育った身としては，大変寂しい限りです）.

　さて，ここで疑問を感じませんか？　戦国時代から江戸時代にかけて，病原菌という概念は，当然日本にもなかったはずです．センメルヴェイスが行なったような研究が行われたとも思えません．過去のわれわれの先人たちは，どのようにしてこの，「消毒」方法に至ったのでしょうか…？酒造りに必要な酵母の概念などもそうですが，先人たちのその経験から得られたであろう知識には，もはや驚嘆すら覚えます.

予防 (prevention) の要は「当たり前のことを，
きっちりと丁寧に」

　次に HAIs を防ぐ際に重要となるのが，**標準予防策 (standard precaution)** です．標準予防策といった場合，手袋，ガウン，マスク，そしてアイプロテクターの着用などが含まれ，これらは血液を介する感染症予防に重要です．これらによる予防も当たり前の話だと思わないでください．くり返すに値する，重要なトピックなのです．こういった基本的なことほど守るのは難しい．これは，院内感染予防にかかわっている方ならば，皆さん肌で感じていることでしょう．なお，汗以外の体液は基本すべて感染源になり得ます．医療従事者は，この点に注意を払って必要な防護策を取る必要があります．hand hygiene は，

> ・患者に触れる前
> ・清潔手技あるいは準清潔手技の前
> ・体液に触れた後
> ・患者に触れた後

にそれぞれ行う必要があります．石鹸と流水とで少なくとも 15 秒以上，指の先から指間，手首まですべての領域をカバーする必要があります．これを「当たり前だ」といわないでください．「当たり前のことをきっちりと丁寧に」行うことが，何より重要なのです（なお，これは「ホスピタリストの仕事」すべてにいえることです．「当たり前のことを，きっちりと丁寧に」．これは私が常に意識している，いわば座右の銘です）．

　アルコールベースの消毒剤は，水と石鹸による手洗いの代わりになります．ただし，*Clostridium difficile* (*C. diff*) 感染の予防に対しては，例外です．芽胞形成をするこの菌に対しては，アルコール消毒は効果がありません（芽胞は，アルコールに耐性があるためです）．きっちりと流水と洗剤での手洗いを心がけましょう．

アメリカのほうがこういった予防策の徹底がなされていると最初にも述べましたが，もっとも，アメリカでも院内感染に対する意識の低い医師はおりました．私の腎臓内科の師匠は，まあ古いタイプの医師で，「ガウンなど着ても意味はない」と言い捨て，MRSAの個室部屋に入る際も，堂々と私服のまま行っていましたし，呼吸器内科の医師も「こんなガウンで細菌が防げるわけがない」と言い捨てておりました．これは，当然ながら悪い例です．もっともこんなことは当時，それぞれの専門科の師匠には口が裂けてもいえませんでしたが…．皆さんはこういう「悪い例」を見習わず，基本をきちんと身につけてほしいと思います．

本音トーク ③ CLABSIsに関しても「不必要なラインは挿入しない」「必要がなくなったらすぐに抜去」

　続いて，中心静脈ラインの感染病の予防のお話に移りましょう．英語では，**central line-associated blood stream infections（CLABSIs）** となります．
　中心静脈ラインをもつ患者の菌血症で，明らかなほかの感染源を認めない場合，CLABSIsは必ず疑う必要があります．抗菌薬を開始する前に（これが重要です），

少なくとも血培を2回施行し，そのうちの1回は末梢から採取

　します．なお，中心静脈ラインからの培養が「陰性」であった場合，陰性適中率（negative predictive value）は非常に高いです．すなわち，「ライン感染ではない」可能性が高いということになります．

　さて，中心静脈ラインに関してもちろんもう1つ，重要な点があります．それは，

「不必要なラインは挿入しない」
「必要がなくなったらすぐに抜去」

　この2点です．どこかで聞いたフレーズだと思ったそこのあなた．きっちりと読んでくれていてうれしいです．そう，「フォーリーカテーテル」と「尿路感染

症」のところで述べました．これは感染リスクをともなうすべての「異物」に関していえる，「基本コンセプト」といえるでしょう（コラム 2）．

　関連したことで雑談です．アメリカから戻ってきてもう 1 つ，日本は（というか，私の施設は，かもしれませんが）「A ライン」の使用頻度も多いなぁ，と感じます．血液ガス分析の頻度の多さがその原因でしょうか．酸素飽和度はパルスオキシメーターで十分代用できます．血液ガス分析でみなければならないのは CO_2 分画でしょう．採血が楽になるから，という理由での長期留置など「論外」です．必要のないラインは即「抜去」，です．

コラム ❷ フォーリー大好き小池さん（♥）

　日本臨床に復帰し，いくつか感じていることがあります．「プリプリ…」していること，と言い換えてもいいでしょう．その 1 つがこれ，「フォーリーカテーテルの使用頻度」です．看護師からベッドサイドでフォーリー挿入オーダーを頼まれること，あるいはフォーリー抜去オーダーに異議を唱えられることが，明らかにアメリカ勤務時代より多いです．その都度私は，「フォーリー大好き小池さん（♥）」と口の中で唱えて，怒りを抑えるわけです（いわずもがなですが，「ラーメン大好き小池さん」のもじりです．これを知らない若い人は，藤子不二雄先生の名作『オバケの Q 太郎』を読みましょう）．

　ベッドサイドでの看護が楽になる，という理屈はわかります．が，「フォーリー挿入にはリスクがともなう」という点は，もっと強調されてしかるべきです．このことに関しては，5 章「尿路感染症」のとこ

ろでも詳しく述べました．「不必要なフォーリーは挿入しない」「必要がなくなったらすぐに抜去」．この 2 つが押さえるべきポイントのツートップです．

　なお，アメリカ勤務時代によく用いたフォーリーの代用品に「**コンドームカテーテル**」がありました．コンドームの先に管がついていて，ペニスにかぶせて使用します．帰国してからはみかけなかったのですが，Google サーチをしたら，日本でも手に入るようです．もしかしたら関東圏などでは使用している病院もあるのかもしれません．web をみる限り，「介護用」という扱いのようですが…．

　コンドームカテーテルは感染リスクがなく，尿量もある程度きっちりと測定できます（尿閉など，膀胱内残尿が多い場合はその限りではありませんが）．アメリカでは大変重宝しました．日本での普及を，ぜひ望みたいと思います．

4 isolation precaution は厳密に行うべき

isolation precaution，日本語では，この言葉は「**隔離予防策**」となります．何やら英語でのニュアンスより，重々しく感じてしまうのは，私だけでしょうか．実際 CA-MRSA（community-acquired MRSA，市中感染型 MRSA）が蔓延しているアメリカの臨床では，isolation precaution は日常茶飯事です．細かい点はこれから述べていきますが，基本個室管理でガウンと手袋とでしっかりと予防を行います．

これは，疫学的に重要な病原菌の予防目的に標準予防策に加えて実施され，大きく 3 つのカテゴリーに分かれます．すなわち，

「contact」「droplet」「airborne」の 3 つ

です．では 1 つずつ，みていきましょう．

●contact precaution（接触予防策）

まずは「接触予防策」．こちらは，耐性菌やある種のウイルスに用いられます．表 1 を参照ください[2]．代表は MRSA ですね．*C. diff* もこのカテゴリーにあたります．ただ，先に述べたように *C. diff* の hand hygiene に関して，アルコール消毒は流水手洗いの代わりにはなりません（ここで再度強調しておきたいと思います）．

理想的には個室管理です．例えば，MRSA 感染症の患者．アメリカの病院では基本，全例個室管理でした．ただし日本の病院の事情では，そういうわけにもいかないようで，カーテン隔離でオーケーとなっているようです．ただ，開けっぱなしのカーテンを大変よくみかけます（そのたびにまた，「せめてカーテンくらいはしっかりしてくれ！」と，これまた「プリプリ…」しているわけです．

医療従事者はしっかりとガウンを着て（これも日本では，「エプロン」で代用されています．帰国当初は正直，驚きました），手袋着用．退室時には必ずアルコール消毒です．ただこれも，エプロンもつけず，手袋もせず，そのまま患者や

表1　予防の種類と予防が必要な患者の概略

標準予防策
　すべての患者のケアに対し，標準予防策を用いる

空気予防策
　空気中に浮遊する飛沫核によって感染する重症疾患をもつ，あるいはもつと疑われる患者に対しては，標準予防策に加えて，空気予防策を用いる．そのような疾患の例としては，
　　麻疹
　　水痘（播種性帯状疱疹を含む）
　　結核

飛沫予防策
　大きな粒子状の飛沫によって感染する重症疾患をもつ，あるいはもつと疑われる患者に対しては，標準予防策に加えて，飛沫予防策を用いる．そのような疾患の例としては，
　　髄膜炎，肺炎，喉頭蓋炎や敗血症などを含む，侵襲性 b 型インフルエンザ桿菌による感染症疾患
　　髄膜炎，肺炎，そして敗血症などを含む，侵襲性髄膜球菌感染症疾患
　　飛沫によって感染する，他の重篤な細菌性呼吸器感染症，以下のものを含む：
　　　ジフテリア（咽頭感染）
　　　マイコプラズマ肺炎
　　　百日咳
　　　肺ペスト
　　　肺炎球菌喉頭炎，肺炎，あるいは小児や幼児の猩紅熱
　　飛沫によって感染する，重篤なウイルス感染症，以下のものを含む：
　　　アデノウイルス
　　　インフルエンザ
　　　おたふく
　　　パルボウイルス B19
　　　風疹

接触予防策
　直接の患者接触，あるいは患者周囲のアイテムへの接触によって簡単に感染しうる重症疾患をもつ，あるいはもつと疑われる患者に対しては，標準予防策に加えて，接触予防策を用いる．そのような疾患の例としては，
　　消化器系，呼吸器系，皮膚，あるいは創部に対する，多剤耐性菌の感染あるいはコロニー化．これら耐性菌は州，地域，あるいは国家の推奨に基づいた感染コントロールプログラムが定めたものとする．低量での感染性や長期生存期間をもつ腸管感染症，例としては：
　　　クロストリジウム・ディフシル
　　　おしめ使用，あるいは失禁患者に対し：腸管出血性大腸菌 O157：H7，赤痢，A 型肝炎，あるいはロタウイルス
　　乳児あるいは小児に対する RS ウイルス，パラインフルエンザウイルス，あるいはエンテロウイルス感染
　　非常に感染性の強い，あるいは乾燥した皮膚に生じる皮膚感染症，例としては：
　　　ジフテリア（皮膚）
　　　単純ヘルペスウイルス（新生児あるいは皮膚粘膜感染）
　　　膿痂疹
　　　大規模な膿瘍，蜂窩織炎，あるいは褥瘡
　　　しらみ
　　　疥癬
　　　幼児および小児のブドウ球菌性フルンケル
　　　帯状疱疹（播種性あるいは免疫抑制患者における）
　　ウイルス性 / 出血性結膜炎
　　ウイルス出血性感染症（エボラ，ラッサ，あるいはマールブルグ）

文献 2）より

その周辺のものに触れているナースやコメディカルを，大変よくみかけます．何がいいたいのか…？　ただでさえ，アメリカに比べて隔離管理が「弱い」日本の現状です．せめて，「なすべきことは，しっかりとしましょう」ということです．なお，RS ウイルス（RSV）やパラインフルエンザウイルス（parainfluenza virus）は接触（contact），あるいは次に述べる飛沫（droplet）として感染するため，どちらも必要となります．

●droplet precaution（飛沫予防策）

　続いて「飛沫予防策」ですが，そもそも droplet（飛沫）とは何でしょう．これは呼吸器由来の粒子で，そのサイズが5 μm 以上のものを指します．この粒子は空気中では限られた時間しか停留しません．感染曝露範囲は1〜2 メートルであり，通常のサージカルマスクでの予防でオーケーです．髄膜炎菌（*Neisseria meningitidis*），百日咳菌（*Bordetella pertussis*），インフルエンザ（*influenza*），パラインフルエンザ（*parainfluenza*），さらに肺炎マイコプラズマ（*Mycoplasma penuomoniae*）などがその対象となります．次に述べる空気予防策（airborne precaution）とは異なり，こちらはドアをオープンにしていて問題はありません．

●airborne precaution（空気予防策）

　最後が「空気予防策」です．こちらも呼吸器由来の粒子ですが，違いはそのサイズ．なんと，5 μm 以下の微粒子です（といっても，実感として想像できませんが…）．この粒子はかなりの期間空気中に停留し，呼吸を介しての感染源になり得ます．結核，麻疹（measles），水痘（varicella），痘瘡・天然痘（smallpox）などがその対象です．

　空気予防策が必要な患者は，陰圧室に隔離したうえでしっかりとドアを閉め，また入室する医療従事者は，全員「N95 マスク」を着用する必要があります．また，検査や外科的手技などで患者が陰圧室を出る際には，患者にしっかりとサージカルマスクを着用させ，また必要最小限の接触かつ短時間で済ませるよう，工夫することが大切です．

コラム ③ surgical site infection (SSI)

院内感染のもう1つのトピック，それがこれ，**surgical site infection（SSI，手術部位感染）**です．なんといっても，通常ほとんどの外科手術は病院内で行われるわけですから…．まずはリスク因子から述べてみましょう．ざっと挙げると以下の通りです．

●DM，高齢，肥満，喫煙，低栄養，悪性腫瘍，免疫不全，etc

中でも糖尿病（DM）に関しては，次に「血糖コントロールの重要性」として触れます．術後30日以内での発症が典型的で，SSIはインプラントや人工関節挿入などの患者では，術後90日まで起こり得ます．もっともよくみる病原体はもちろん黄色ブドウ球菌（*Staphylococcus aurerus*）で，コアグラーゼ陰性ブドウ球菌（*Coagulase-Negative Staphuylococcoci*；CNS），大腸菌，*E. faecalis*，そして緑膿菌が続きます．

手術部位に炎症所見（疼痛や圧痛，熱感，腫脹や発赤，いわゆる炎症徴候ですね）があり，創部から膿瘍排出があれば，ほぼ診断決定でしょう．深部の感染であれば，より全身性の反応（発熱や白血球増多など）を認めます．

抗菌薬治療は，培養結果をもとに行います．抗菌薬投与期間に関しては，きっちりとしたエビデンスはないと思います．敗血症をともなう患者に対しては，もっとも可能性が高い病原菌をカバーする経験的治療（empirical therapy）を行いつつ（部位によりますが，通常は皮膚常在菌であるグラム陽性球菌のカバーが必須です），培養結果を待って適切な抗菌薬への de-escalation を行います．深部感染症に対しては，適切な抗菌薬に加えて壊死組織や膿瘍の除去といった，デブリードマンが必須です．あるいはインプラントのある患者であれば，その除去も必要となることがあります．

血糖コントロール不良が体液電解質異常を引き起こしたり，感染症のリスクになることは，よく知られています．多核白血球の可動性や遊走能（chemotaxis），あるいは貪食能（phagocytic activity）の低下などにより，ホストディフェンスの低下が高血糖によって生じることが，いくつかの研究ですでに示されています（レジデンシー当時，感染症医であるプログラムディレクターから，「血糖が160を超えると，好中球の遊走能が極端に減少する」との薫陶を受けたことを，印象的に覚えています）．

院内感染に限らず，感染症疾患全般のマネジメントにいえることですが，血糖コントロールはキモの1つです．ここでは，私自身が重要だと思う点だけを挙げておきます．

●血統コントロールにおける「キモ」

- 院内での血糖コントロールはインスリン管理がもっとも安全だということ
- 経口糖尿病薬，特にメトホルミンは，静脈造影剤を使用する率が高まる入院管理中は原則休薬すること．これは乳酸アシドーシスの予防のためです．またスルフォニルウレア（SU）剤も低血糖のリスクを考え，原則休止です（なお欧米では，経口糖尿病薬の第一選択はメトホルミンです．ここら辺も，話したいことはいろいろとあるのですが，今回のトピックからはそれますので，残念ですが割愛します）．
- 院内血糖コントロールのゴールは，現在150〜180といわれます．これに関してはより厳密な血糖コントロールが優れているといわれた時代があり，その歴史をひも解くと，なかなか面白いです．

糖尿病マネジメント．これは日米の違いが際立つ分野ですが，詳しくは**7章**をご覧ください．この分野では日本は正直，「ガラパゴス化」していると感じます．イギリスやインド出身の医師と話しても，この違いで盛り上がれますので，少なくとも日米の違いだけではないでしょう．その診断や内服治療に関して日本独特のマネジメントがされている点は，把握していただきたいと思います．

●最後に

　院内感染予防の基本に関して述べてきました（最後の血糖マネジメントの部分は，やや話が逸れ気味でしたが…）．最初のところで述べたように，このトピックは「目にみえず」「現時点での診療には関係ない」ため，その重要性をなかなか理解してもらえない分野です．例えば，広域スペクトルの抗菌薬を初めから漫然と使用しても，「その患者の感染症」はよくなります．だからこそ，結果オーライとなって，**抗菌薬適正使用**（これを「**antibiotic stewardship**」といいます）の重要性を感じてもらえないわけです．割りを食うのは「将来の患者」であり，そしてもちろん「将来の医療従事者」です．

　感染隔離や手洗いに関しても同様です．目にみえないからこそ，きっちりとした対応を心がける必要が，ある．そしてその重要性を，すべての分野の医療従事者に教育していく必要があります．

　この点を再度強調して，本章を終えたいと思います．

［石山貴章］

あめいろぐ Conference

1. 院内感染予防は「手洗い，消毒の励行」，この基本に尽きる
2. 「目にみえず」「将来の医療のため」，このモットーを意識する
3. フォーリーもラインも，「不必要なものは挿入しない」「必要なくなればすぐ抜去」
4. 隔離予防策は厳密に行う（特に日本においては「ゆるい」です）
5. 血糖コントロール（血糖 160 以上は…）は感染症マネジメントの「キモ」

●文献

1) https://www.taringa.net/posts/ciencia-educacion/18619430/El-Medico-que-dio-su-vida-por-las-Madres.html.
2) Garner JS. Guideline for isolation precautions in hospitals. The Hospital Infection Control Practices Advisory Committee. Infect Control Hosp Epidemiol. 1996 Jan；17（1）：53-80.

14. ホスピタリストが身につけるべき「非臨床スキル」

To use the words of the carpenter when talking to carpenter.

（from words of Socrates）.

―― *Peter Ferdinand Drucker*（1909～2005）

大工と話すときは，大工の言葉を使え．

本音トーク 1 ホスピタリストに必須な8つのスキルを体得せよ

　さてさて，ついに最終章にたどり着きました．長い長いホスピタリストの教科書の最後（トリ）は，ホスピタリストに必要な「非臨床スキル」です．ここでは，「ホスピタリストという医師の姿」を総括させてもらえればと考えています．

　私の個人的意見ですが，ホスピタリストは，何のスペシャリストでもありません．われわれが日々やること，それは内科医として「当たり前」のことばかりだと常々感じます．そして，サブスペシャリティ医よりも明らかに「非臨床業務（広い意味では臨床業務なので，この言葉には若干違和感がありますが…）」が多いです．その内容に関しては，のちのちまとめていきますが…．私が常々実習で回ってくる学生さんに述べること，それは

ホスピタリストの仕事は，人によって「好き・嫌い」が如実に分かれる

という点です．

　ホスピタリストは，圧倒的にコミュニケーション業務が多いです．患者，その家族はもちろんのこと，プライマリ・ケア医，コンサルト医，そしてソーシャルワーカーや理学療法士，言語聴覚士などのコメディカル，そしてまた，他の病院

の医師とも積極的に話します.「人とコミュニケーションを取るのが苦手で…」という人に,この業務は辛いでしょう.

そして入院中の加療管理はもちろんのこと,入院したその日から今度は,いかにスムーズに安全に退院させるか,退院させるのなら自宅か転院か,そういったことを考えながら,いわば着陸のイメージを常にもちつつ管理を進める必要があります.私など,こういった「チームの中心に立ってマネジメントを進めていく業務」は大好物で非常に楽しんで行いますが,人によっては「そういったことは面倒臭い」と感じる場合もあるようです.これは「良い・悪い」ではなく,「向き・不向き」の問題ですので,仕方がないことでしょう.

さらに,多業種,特にコンサルト医やかかりつけ医との仕事や意見の「すり合わせ」も必要で,「バランス感覚」が必要だと常々感じます.これなどは,日米の臨床業務における文化の違いもあり,私自身も日本に帰国後,とみに苦労しているところなのですが….

そういった業務をこなすためには,ある一定レベルのスキルが必要だと感じます.ただ厄介なことに「このスキルは教科書などで学べるものではない」のです.「On The Job Training(OJT)」で学んでいくしかない.世間一般のいわゆる社会勉強と同じで,実践なくしては学べません.活字媒体はありますが,本だけで学べるものではないでしょう.実践がなければ「論語読みの論語知らず」になってしまう.そういう意味では,このチャプターもホスピタリストの仕事を語るのに決して十分ではありません.

ただ,ホスピタリストに必要なスキル,そのスキルを身につけるコツのようなもの,そして役に立つと思われる媒体など,そういったことをまとめたうえでのアドバイスはできるかと思います.ここでは,次の点に絞って扱います.

> ● ホスピタリストが身につけるべき 8 つのスキル
> ① コア・コンピテンシー
> ② コミュニケーション・スキル
> ③ バランス感覚
> ④ リーダーシップ・スキル
> ⑤ 多種職マネジメント
> ⑥ 教育スキル
> ⑦ プロフェッショナリズム
> ⑧ コスト意識

では，1つずつみていきましょう．

本音トーク 2 コミュニケーションは「言葉」だけではない

① コア・コンピテンシー

　ホスピタリストに必要なスキルを手っ取り早く洗い出すには，全米のホスピタリストが集う学会である SHM (Society of Hospital Medicine) が挙げている「コア・コンピテンシー」をみるのがよいでしょう．これはホスピタリストに必要とされる**「1. 臨床知識」「2. 手技」「3. healthcare systems (医療システム)」**の3つに分けて，それぞれをまとめています (SHM website 参照)[1]．本項にあたるのは「3. healthcare systems」でしょう．先に私が挙げた各項目も，その中からさらに抜粋，といった立ち位置になります．ざっと目を通していただくだけでもよいかと思います．

② コミュニケーション・スキル

　最初に述べた通り，ホスピタリストにとっては，これが「キモ」といっても過言ではない，それほど重要な項目です．ただ「このスキルをどう磨くか…？」に関しては残念ながら，なかなかよいトレーニングがないのが実情です．アメリカの内科レジデンシーでも，これは常に重要項目として挙げられていますが，実際

に何かトレーニングを受けた記憶は，少なくとも私にはありません．

　相手の立場に立ち，相手にわかる言葉で（これをドラッカーはその著書『マネジメント』の中で，

「大工と話すときは，大工の言葉を使え」

と表現しています），簡潔に話す．これは「スキル」なんです．が，それよりも根本で，「コミュニケーションの大切さ」を心の底から理解していることが必要かと思います．その重要性を理解していれば，それは必ず「医師としての態度」として表出するはずです．

　コミュニケーションに関して，さらに私自身のアメリカでの経験から，「**非言語コミュニケーション (non-verbal communication)**」についても述べさせてください．レジデンシーを始めた当初（むろん今でも，ですが），私の英語でのコミュニケーションには，明らかに難がありました．そのため，患者にいらぬ誤解を与えたり，コンサルト医と意思疎通ができなかったりと，大変な思いをしたものです．ただ，その一方で，亡くなった患者の家族から「温かい言葉をありがとう」と，感謝されたこともあります．そのとき，緩和ケア領域の機微に富んだ英語を，アメリカで臨床業務を始めたばかりの当時の私が流暢に話せたとは，とても思えません．悲しみに沈んでいる患者家族に，なんとか声をかけてあげたい．伝わったのは，そういう気持ちだったと思います．「目は口ほどにものをいう」との昔の人の言葉もあります．コミュニケーションとは，決して言葉だけではないことも，肝に銘じるべきでしょう．

> **本音トーク③**　意識すべきスキル，意識し過ぎなくても「大丈夫」なスキル

③バランス感覚

　B 型の血液型の人はバランス感覚に優れると，何かの本で読んだ記憶があります．私自身の理性はこれを非科学的だと否定するものの，実際に B 型の知り合いを思い浮かべると，どうも正しいような気もします．だからこそ血液型占いと

いうのは，21世紀のこのご時世でも，しっかりと生き残っているのでしょう．

　別に血液型占いの話をしたいわけではありません．バランス感覚の話，でした．私自身は若いころから，お世辞にもこれに長けている人間ではありませんでした．1つのことにこだわって，そしてそのこだわりからなかなか脱却できず，人間関係を壊したこともあったかと思います．そんな私ですが，以前に比べれば（他者との比較ではないですよ）だいぶバランス感覚を磨けてきた気はします．その理由，それは月並みですが「いろいろと経験を積み，苦労してきたから」ではないでしょうか．逆にいえば「年齢を重ねるごとに自然に身についてくるもの」なのです．

　ならばこそ，「バランス感覚はホスピタリストにとって必要」と前述しましたが，若いうちは逆にあまりそれを意識し過ぎないでほしいのです．逆説的ですが，そう思います．「若いうちは，トンガっていなければ，意味がない」．周囲との協調性やバランス感覚は，いやでも身につく．そう考えて，まずは他の点に集中してほしいと考えます．

④リーダーシップ・スキル

　先ほどのバランス感覚で，「あまり意識し過ぎないで」といったのとは対極的に，こちらのスキルは，ぜひ早いうちから意識してほしいと思います．リーダーシップ・スキルは，ホスピタリストにとって必須です．ただ，いわゆる世間一般のイメージする「ブイブイ引っ張るリーダー」である必要はありません（私自身，今も昔も，決してそういうタイプの人間ではありません）．私のいうリーダーシップ・スキル，それは

チームの目標（ゴール）を明確にし，チームにそれを遂行させる能力

です．中でも，「目標設定」がそのキモになります．

　患者が入ってきた時点ですでに着陸のイメージをもち，それを遂行するために必要な分業を組み立て，早い段階から患者管理をそのイメージに沿って行うこと．これはとりもなおさず，「チームに業務を遂行させること」になります．そんなに大仰なことを行うわけではありません．あと，リーダーシップスキルに関しては，古今東西いろいろな書籍が出ています．『7つの習慣』[2]や『孫子の兵法』，ドラッガーの『マネジメント』などが，勉強になりました．

⑤多種職マネジメント

「病棟診療のコンダクター」．本書の最初のチャプターで述べたように，私はホスピタリストをそう定義しています[3]．特に，多臓器にわたる問題をもつ高齢患者の病棟管理は，医師1人で対応できるものではありません．むしろ，それぞれの専門家にアウトソーシングしつつ，それをまとめていく形がベターです．

　例えば，栄養管理．やはり専門的な教育を受けた栄養士の仕事のほうが，いいに決まっています．例えば，医療連携．その道のプロであるソーシャルワーカーのほうが，いい仕事をするでしょう．

　こういった「その道のプロ」の方々からなる多種職チームを，今まで述べてきたコミュニケーション・スキルやリーダーシップ・スキル，バランス感覚を駆使して引っ張っていく．これは非常に大切な業務であり，スキルです．英語では，「多職種アプローチ（multidisciplinary approach）」といって，先ほど述べた SHM の掲げるコア・コンピテンシーの中でも，常に強調されているところです．

⑥教育スキル（教育者としてのホスピタリスト）

　これに関しては，1章で詳しく述べました．そちらを再度見直していただければと思うのですが，ここではもう1点だけ．日本における，今後の一般内科医の育成，という面から述べたいと思います．

　一般内科医を育てる，という観点から見た場合，従来の「専門性に徹した細切れの知識の授受」による「臓器別専門教育の足し算」からは，優秀な総合内科医は決して生まれない，と断言できます．だからこそ，ホスピタリストなのです．

　多種類の内科疾患をもつ患者を受けもつホスピタリストのもとで，

- **必要な情報を効率よく集め**
- **さまざまな鑑別を考え**
- **無駄のない検査を考えオーダーする**

といった訓練を受ける必要があります．アメリカでは，すでにホスピタリスト

の有用性をデータでもって検討し，そのことを実証しています．この点も，前に1章で述べさせてもらった通りです．

⑦プロフェッショナリズム

これは，アメリカのレジデンシーで非常に重視されるポイントです．そして，このプロフェッショナリズムは，その個人の人間性に由来します．この資質は，「レジデンシートレーニングで育成できるものではない」と，私の師匠が明言していたのを思い出します．プロフェッショナリズムとは，個々の医師1人ひとりの，それまでの人生で決まってくるものなのでしょう．ただ，この本を手にとってくださっている若手医師の皆さんは，それだけ医師という仕事に誇りとやる気をもってくださっている方々と思います．そういう方々に対しては，私は何も心配しておりません．

⑧コスト意識

アメリカでは，常にこの「コスト」を評価しながらプラクティスがなされます．ただ，レジデント時代にみっちりと教育され，あとは「当たり前」に実践しますので，正直レジデント時代ほど意識していませんでした．が，日本に帰ってきてからは，改めて意識のうえに登ってきました．日本では「あまりにコストを意識しなさすぎる」プラクティスが横行している気がします（コラム1）．

コラム ❶ 日米にみるコスト感覚の違い

例えば，甲状腺，例えば，バイオマーカー，例えば，EBMのはっきりとしない治療，などなど．例を挙げてみます．欧米のプラクティスでは臨床症状から甲状腺機能低下症を疑った場合，まずTSH（甲状腺刺激ホルモン）を測定します．TSHがもし正常ならば，基本甲状腺機能低下症は「除外」です．もしTSHが極度の上昇を認める場合，甲状腺機能低下症を強く疑います．ここで，さらに提出する検査としては「Free T4」のみとされます．一方，甲状腺機能亢進症の場合「Free T4」と「Free T3」の両方を出す必要があります．以上は，内科専門医の教科書に記載されているレベルの内容です．

日本の臨床でこの話をすると，「どうせ採血するのだから，全部出してしまえばいいんじゃないですか…？」という議論になってしまいます．医療コストの概念が，

議論に入ってこないんですね．いわば「食べ放題のバイキングで，思いついたものをすべて皿に取ってくる」状態といえます．

あるいは，内服薬に対しても同様なことがいえます．欧米で経口糖尿病薬の第一選択といった場合，まずメトホルミンです．古くからある薬で，副作用もよく知られており，コストも安価で，まずはこれを用いるというのが当然，という議論になります．翻って日本では，DPP-4阻害薬がファーストに処方されるようで，背景には「新しい薬は当然よく効くに違いない」と，

そういう思考過程が垣間見えます．分野は異なりますが，抗血小板薬のアスピリンなども同様です．

あまり「エビデンス，エビデンス」といいたくはないですが，エビデンスに則ったこのコスト意識の概念は，今後超高齢社会，およびそれにともなう医療費の増大を迎える日本において，大切になってくるでしょう．その点，超資本主義社会のアメリカから学ぶことは，多いのではないでしょうか（ただし，向こうは逆に行き過ぎの気もしますが…）．

●最後に

最後に，『ER』（邦題：『ER緊急救命室』）というアメリカのテレビドラマがあります[4]．昔のテレビドラマなので，最近の研修医の先生方はみたことがない人も多いようですが…．このドラマの中で，今でも心に残っているシーンがあります．Dr.Carterという若い（当時）ドクターのセリフです．もともとER physician（救急医）のドラマなのですが，彼のセリフは，むしろホスピタリストやプライマリ・ケア医の心構えに近いもので，それで心に残っているわけです．

このDr.Carterは，『ER』の最初から出演しています．当初医学生として登場したCarterは，ERローテーションを回りながら医師となり，外科の道に進みます．ただ，ドラマの中で，ただただ外科的な手技を行い，患者やその家族と人間として触れ合えない毎日に疑問と，そして葛藤を抱きます．その結果Carterは，進路をER医へと変更する決心をします．その決断を怒った外科のチェアマンDr.Anspaughに対し，外科医からER医へと移りたい理由を述べた，以下がそのCarterのセリフです．

I admire surgeons and surgery, but it's not the type of medicine I want to practice. I can be a competent surgeon. It includes the technique and mechanics. But, I won't be a great surgeon.

Dr. Anspaugh, I can be a great doctor. The doctor who spends time with his patients. Who is there for them. I am good at it. Really good. I can make a difference in people's lives. Don't make me give that up. Please don't make me waste it.

僕は外科医と，そして外科という職業を尊敬しています．ただ，僕が実践したい医療ではない，というだけです．僕は，能力ある外科医にはなれるでしょう．手技やメカニクスという意味で…．ただ，よい外科医にはなれない．

Dr. Anspaugh, 僕はよい医師になれます．その患者と常にある医師に．彼らのためにそこにいる医師に．それは僕が得意な，本当に得意なことです．僕は，患者の人生に変化をもたらすことができる．それを，僕に諦めさせないでください．僕のその能力を，どうか無駄にさせないでください．

日本語訳もつけてみましたが，ぜひ英語本来のセリフを味わってみてください．この Carter のいう「**great doctor**」こそ，よいホスピタリストだと，私は思います．実際のアメリカの ER 医は，ER 内で流れ作業のように患者をマネジメントしていて，ドラマの中の彼がいうような仕事はなかなかできません（『ER』というドラマの中の医師はそうではありません．が，あれはあくまでもドラマですので…）．彼がいうような仕事こそ「ホスピタリストの仕事」であり，プライマリ・ケア医の仕事となっているのです．

日本におけるホスピタリストの認知度は，まだまだ低いです．また文化的な軋轢も，これからまだまだあるでしょう．しかし目指すところは，この Carter のいう「great doctor」です．読者の皆さんとともに，私自身もこの Carter のいう「great doctor」「great hospitalist」を目指していきたいと，そう考えています．

実臨床の中で，皆さんといつかどこかでお目にかかれるその日を，楽しみにしております．

［石山貴章］

あめいろぐ Conference

1. ホスピリストの仕事は「得手・不得手」ではなく「好き・嫌い」が左右する
2. とりわけ人とのコミュニケーションがこの仕事の「キモ」となる
3. 結局のところ OJT で学ぶほかはない．でも本書はとっても有効（です！）
4. 本職に必須な 8 つのスキル，体得すれば病棟診療のコンダクターになれるはず
5. I can be a great doctor. これが，ホスピタリストのあるべき姿

あめいろぐ 関連ブログ記事はこちら

1. 「医学教育の日米比較　日本医師の強み・弱み―米国で医療従事者になってみた (18)」
   (http://ameilog.com/atsushisorita/2013/11/07/174227)

2. 「精神科治療，日米の違い」
   (http://ameilog.com/nanaokuzawa/2013/10/27/094938)

3. 「病院勤務医の労働　1 週働き 1 週休み―内側から見た米国医療 27」
   (http://ameilog.com/atsushisorita/2016/07/16/203318)

4. 「医師の働き方，日本は「クレイジー」？―米国で医療従事者になってみた (3)」
   (http://ameilog.com/atsushisorita/2012/06/21/234733)

●文献

1) https://www.hospitalmedicine.org/.
2) スティーブン・R. コヴィー（著）,ジェームス・スキナーら（訳）. 7つの習慣. キングベアー出版, 1996.
3) 石山貴章（著）. 僕は病院のコンダクター ―日本人ホスピタリスト奮闘記―. メディカル・サイエンス・インターナショナル, 2014.
4) マイケル・クラントン（原作）. ER緊急救命室. NBC, 1994-2009.

執筆者・あとがき

　時代が変わってきています．――より高度で複雑な最新医療を，高齢でフレイルな患者層に，安価で安全に提供しなければならない時代に．私の初期研修時代の指導医の言葉を拝借すると，「うまい，早い，安い」医術が必要なのです．それもファーストフードよりもはるかに高いクオリティで．時間もお金も無駄にしている余裕はありません．外来も病棟も一緒にやる余裕はないくらい病棟管理の分野は急速に進んできました．

　こうした事情から，ホスピタリストが生まれたのは必然といえます．

　ホスピタリストは，master diagnostician であり，会話で患者を癒せる内科の技をもちながらも，病院や国の変革を牽引する重要職としてアメリカで地位を築いてきました．医師だけでは改革できるスピードと範囲に限界があることも理解したうえで，変革チームをつくり引っ張ってきたのです．

　多職種連携のコツも，品質改善（quality improvement）も，実地臨床業務の背景にある歴史や理由づけも，高齢者ケアの奥深さも，終末期にどう寄り添うかも，日本の医学部では教わりませんでした．しかし，そういってはいられない時代になってきたのです．ホスピタリストが常に質の高い医療を提供するトップランナーで居続け，そこに医学生も研修医も師事することが今後の理想と，私は考えています．

　今回私が担当した章（**6～12章**）はいずれもホスピタリストにとって欠かすことのできない分野でした．理屈っぽいと思われる部分もあったかもしれませんが，hospital medicine の奥深さと面白さをお伝えしたい一心で書き上げました．ついつい何にも考えないで日常的にしていることも，1つひとつ丁寧に考えることで無駄がみえてきます．無駄を省くことで質が高くなります．さらにその質の高さを対外的に示す努力も必要になってきます．ホスピタリストの仕事といわれ

ても，どこから手をつけたらいいのか分からない，そんな方に本書が役に立つことを祈るばかりです．

　ホスピタリストはこれからも未来を見据えて行動をしていかねばなりません．国民が健康的な生活習慣を維持し，慢性疾患や難病は治癒され，治療は遺伝子情報を元にテーラーメードされ，幹細胞が当たり前の技術となり，医療を受けるのに貯金を心配する必要がなくなり，最新のデジタル技術が迅速な診断とシームレスな情報共有を可能とし，医師がもっと多くの時間を患者と過ごしながらも，ワークライフバランスを維持できる時代が来るまで，私はホスピタリストとして実臨床と教育に頑張り続けたいと思います．

　最後に，本書の企画を持ちかけていただいた反田篤志先生と，遠隔地にもかかわらず丁寧に導いていただいた丸善出版（株）企画編集部の程田靖弘氏にこの場を借りてお礼を申し上げたいと思います．

2018 年 1 月吉日

共　著　野木　真将

索 引

欧文

●O〜NZ

あめいろぐホスピタリスト

平成30年3月10日　発　行

著 作 者	石山貴章・野木真将
監 修 者	反　田　篤　志
発 行 者	池　田　和　博
発 行 所	**丸善出版株式会社**

〒101-0051　東京都千代田区神田神保町二丁目17番
編集：電話（03）3512-3262／FAX（03）3512-3272
営業：電話（03）3512-3256／FAX（03）3512-3270
https://www.maruzen-publishing.co.jp

© Atsushi Sorita, Takaaki Ishiyama, Masayuki Nogi, 2018

組版印刷・株式会社 真興社／製本・株式会社 松岳社

ISBN 978-4-621-30278-1　C 3047　　　　Printed in Japan